Die sagenhafte Heilkraft der Papaya

Harald W. Tietze

DIE SAGENHAFTE HEILKRAFT DER PAPAYA

FALKEN
TaschenBuch

Im FALKEN Verlag sind weitere Bücher zum Thema „Ganzheitliche Gesundheit" erschienen. Sie sind überall dort erhältlich, wo es Bücher gibt.

Der Text dieses Buches entspricht den Regeln der neuen deutschen Rechtschreibung.

Dieses Buch wurde auf chlorfrei gebleichtem und säurefreiem Papier gedruckt.

Originalausgabe
ISBN 3 635 60396 1

Umschlaggestaltung: Zembsch' Werkstatt, München
Gestaltung: Beate Müller-Behrens
Redaktion: dm druckmedien, München/Sabine Weeke
Herstellung: dm druckmedien, München/Beate Müller-Behrens
Titelbild: Image Bank, München/Alain Choisnet
Fotos: Karin de Cuveland, Bornheim (S. 10 beide); **FALKEN Archiv**/Kerth (S. 28), Kienitz (S. 72), Kopp (S. 31), Schmitz (S. 33), TLC (S. 35); **Reinhard-Tierfoto,** Heiligkreuzsteinach-Eiterbach (S. 14, 20, 40); **Harald W. Tietze,** Bermagui, Australien (S. 9, 61)
Satz: dm druckmedien, München
Druck: Neuwieder Verlagsgesellschaft mbH, Neuwied

817 2635 4453 62

Inhalt

Vorwort

Als ich das erste Mal auf den Philippinen Papaya probierte, konnte ich nicht verstehen, warum die Menschen dort die Frucht so schätzen. Das weiche Fruchtfleisch hat mir nicht geschmeckt, und der Geruch war eher abstoßend als appetitanregend. Jahre später hat sich meine Meinung von der sagenumwobenen Frucht geändert. Während einer Reise auf Papua-Neuguinea war ich zum Mittagessen bei einem Missionar eingeladen. Zum Nachtisch gab es frische Papaya, die er eine halbe Stunde vor dem Essen vom Baum abgenommen hatte. Einfach köstlich schmeckten die Papayastücke, die in der halben Fruchtschale serviert wurden. Während ich das Mahl genoss, erfuhr ich mehr über die Papaya.

Am besten schmeckt die Frucht natürlich frisch vom Baum und vollreif. Man schneidet sie in zwei Hälften, träufelt in jede Seite den Saft einer Zitrone (bei kleinen Früchten genügt eine halbe Zitrone) und zerkleinert das Fruchtfleisch vorsichtig mit einem Löffel, damit man die Schale nicht beschädigt. Wie mir der Missionar begeistert erklärte, gibt es danach nicht einmal unnötigen Abfall, weil man die Schale auf Hautstellen, die entzündet sind, auflegen, oder bei einem Sonnenbrand die Haut damit einreiben kann. Bei längerer Anwendung verschwinden sogar Altersflecken und Sommersprossen.

Ich habe gleich nach meiner Rückkehr auf meiner Kräuterfarm einige Papayabäumchen gepflanzt, einfach um auszuprobieren, wie sie an den Ausläufern der Snowy Mountains im Süden von Australien wachsen. Hier wird wegen der vergleichsweise geringen Temperaturen normalerweise keine Papaya angepflanzt. Ich habe keine Frucht geerntet, aber nicht, weil die Temperaturen eine Fruchtentwicklung nicht zugelassen hätten, sondern weil die Kängurus regelmäßig meine Papayabäumchen zurückstutzten.

Mit offenen Augen und Ohren für den „Medizinbaum“, wie er häufig genannt wird, lernte ich eine ganze Menge über die Heilkraft dieser tropischen Pflanze – eine Zusammenfassung davon ist dieses Buch.

Die meisten Berichte über Wunderheilung mit Papaya habe ich als Folge meines Buches *Kombucha – Gesund und Fit mit dem Wunderpilz* erhalten. Besonders die medizinische Anwendung der Blätter hat in vielen Fällen absolut Erstaunliches bewirkt. Von Ärzten bereits aufgegebene Patienten haben es geschafft, entgegen allen Prognosen ihre Krankheit abzuschütteln oder zumindest unter Kontrolle zu bringen. Die besondere Stärke von Papaya liegt dabei in ihrer verdauungsfördernden Wirkung – und den mannigfaltigen Aspekten, die damit zusammenhängen.

Wir sind alle Individuen und reagieren unterschiedlich auf verschiedene Heilmittel. Jeder muss deshalb das richtige Heilmittel bzw. die geeignete Kombination von Heilmitteln für sich selbst herausfinden. Papaya hat vielen Menschen Gesundheit geschenkt und wird, bei vernünftiger Anwendung, zukünftig überall auf der Welt als Heilpflanze eine große Bedeutung haben.

Wo aber Licht ist, ist auch Schatten – und wenn ein Heilkraut vielen hilft, gibt es immer auch Ausnahmen, bei denen negative Begleiterscheinungen zu beobachten sind. Wir müssen lernen, selbst zu denken, und unsere eigene Körperstimme zu fragen, was gut bzw. schädlich für uns ist. Wer ein Heilmittel, Natur oder Chemie, nimmt, sollte erst seine innere Stimme fragen, ob es gut für ihn ist, wie viel er nehmen soll und wie lange. Ein neues Heilmittel wirkt immer besser als eines, das über längere Zeit eingenommen wird. Der Körper braucht immer wieder neue Stimulierung, die für die erfolgreiche Anwendung nur von Vorteil sein kann.

Dieses Buch soll vielen Menschen den richtigen Weg zeigen, mit Papaya gesund zu bleiben oder gesund zu werden.

Harald W. Tietze
Bermagui, Australien

Die Papaya – ein Baum der Tropen

Papaya (Carica papaya) ist im tropischen Amerika zu Hause. Heutzutage wird der Baum rund um die Erde in allen tropischen Ländern kultiviert. Sie ist eine tropische Pflanze und verträgt normalerweise keinen Frost; selbst bei Temperaturen von 1° Celsius können Papayas stark geschädigt werden oder absterben.

Ich habe Papaya allerdings auch in den Süd-West-Ausläufern der Schneeberge Australiens gesehen, wo es mehrmals im Winter minus sechs bis acht Grad werden kann. Eine ältere, dort ansässige Dame, die mir stolz ihre Pflanzen zeigte, stülpt im Winter dunkle Plastiksäcke über die Papayabaumspitze und legt Strohballen um den Stamm: So können die tropischen Bäume im kalten Süden ohne Schaden überwintern. Papayas lassen sich auch hervorragend im Treibhaus oder als Zimmerpflanze ziehen, aber dazu mehr im Kapitel „Papaya als Zimmerpflanze" (Seite 19f.).

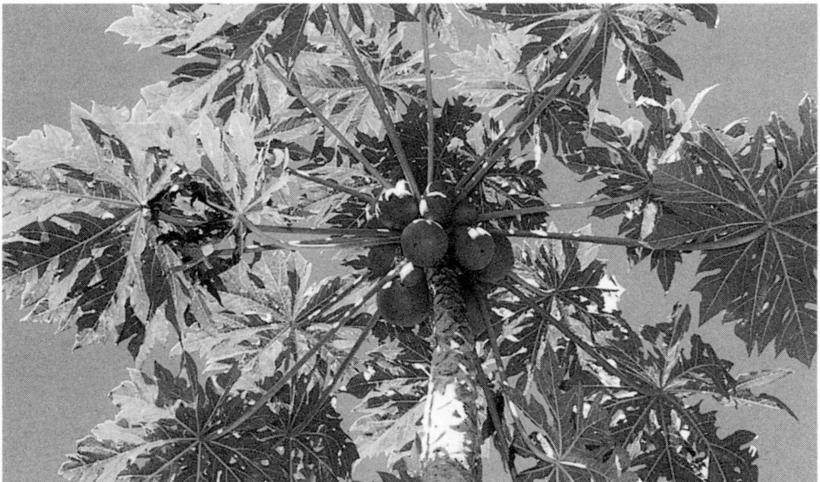

Die Krone eines ausgewachsenen Papaya-Baumes

Der Baum wächst aufrecht, drei bis acht Meter hoch, in Einzelfällen unter guten Bedingungen auch zehn Meter hoch. Papayabäume haben normalerweise keine Äste; Blätter und Früchte wachsen direkt am Stamm, der bis zu 20 Zentimeter Durchmesser haben kann. Nur in seltenen Fällen, wenn der Stamm beschädigt oder verletzt wurde, bilden sich Äste. Papaya wächst sehr schnell und hat weiches Holz.

Am oberen Teil des Stammes hat der Baum Blätter, die ähnlich wie bei manchen Palmen spiralförmig angeordnet sind. Die Stiele der Blätter sind zwischen 30 Zentimetern und einem Meter lang, das Blatt selbst, das meistens aus fünf bis neun tief eingeschnittenen Teilen besteht, hat einen Durchmesser von 30 bis 70 Zentimetern. Die Blätter entwickeln sich das ganze Jahr hindurch immer wieder neu an der Spitze des Baumes und werden nach etwa vier bis sechs Monaten abgeworfen.

Papayapflanzen brauchen Gesellschaft; für etwa 25 weibliche Pflanzen benötigt man eine männliche, damit die Befruchtung der Blüten gesichert ist. Das Geschlecht der Pflanze kann man erst feststellen, wenn sich rund zwölf Monate nach der Keimung die ersten Blüten zeigen. Überschüssige männliche Bäume werden dann einfach entfernt und als Gründüngung für die weiblichen Bäume verwendet. Einige Papayabäume sind bisexuell und haben sowohl männliche als auch weibliche Blüten. Bisexuelle Blüten können bei Temperaturschwankungen von warm zu kalt ihr Geschlecht ändern; sie tragen in der Regel nicht so viele Früchte; diese Pflanzen werden deshalb

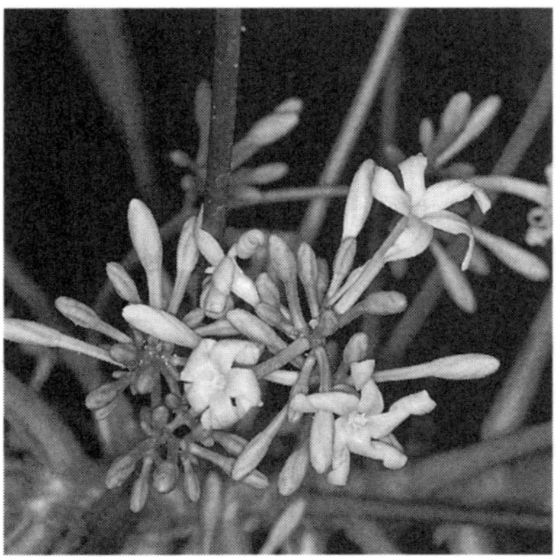

Männliche Blüten

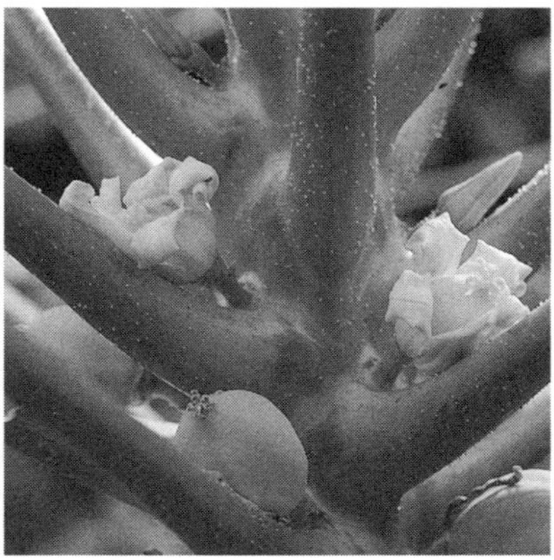

Weibliche Blüten

selten erhalten. Die weiblichen und bisexuellen Blüten haben nur einen sehr kurzen Stiel und bilden sich in der Blattachsel. Wenn die Frucht wächst, fällt das Blatt ab und die Frucht hängt direkt am Stamm in den Blattachseln. Die männlichen Blüten dagegen hängen in bis ein- bis zwei Meter langen Büscheln am Stamm. Ihre Stiele gleichen langen hängenden Stricken. Der Baum trägt das ganze Jahr hindurch Blüten und Früchte.

Manche Papayapflanzen wechseln ihr Geschlecht zu verschiedenen Jahreszeiten. Es kann geschehen, dass Pflanzen kurzstielige männliche Blüten haben, zu einer anderen Zeit aber bisexuell sind. Der Wechsel zum anderen Geschlecht kann bei sehr hohen Mittsommertemperaturen vorübergehend geschehen oder dauerhaft, wenn man die beblätterte Baumspitze von männlichen oder bisexuellen Pflanzen abschneidet. Dann kann die Pflanze weiblich werden.

Die Spezialisten sind sich nicht ganz einig, wie die Befruchtung der Papaya in der Natur vor sich geht; Windbefruchtung mag der Fall sein, aber auch Insekten, in erster Linie Motten, helfen bei der Befruchtung. Für die Züchtung von Papaya behilft man sich mit der Handbefruchtung, die mit einem kleinen Pinsel vorgenommen wird.

Es gibt sehr viele verschiedene Papayasorten. Das Fruchtfleisch kann gelb bis kräftig orange sein, die ideale Fruchtgröße für den Markt ist ungefähr 750 Gramm bis ein Kilogramm. Die Frucht ist etwa eineinhalbmal so lang wie breit. Die Samen in der reifen Frucht lassen sich leicht entfernen. Einige Papayasorten, wie die mexikanische, tragen Früchte, die bis zu fünf Kilogramm schwer und 30 Zentimeter lang werden können. Im zweiten Lebensjahr trägt der Baum ungefähr 50 Prozent der gesamten Fruchtproduktion. Nach vier Jahren sind die Bäume unwirtschaftlich und werden, in Plantagen zumindest, gefällt.

Die Verwandten der Papaya

Insgesamt gibt es etwa 30 Arten von Papaya. Die meisten sind therapeutisch jedoch uninteressant, da Früchte und Blätter – Berichten zufolge – keinen Heileffekt haben. Die bekanntesten Verwandten sind die Berg-Papaya (Carica pubescens), die Babaco (Carica pentagona) und Papajarin (Randia fitzalanii).

Die Berg-Papaya (Carica pubescens, Carica candamarcensis) wächst in Höhen von 2 500 bis 3 000 Meter in Kolumbien und Ecuador und ist verhältnismäßig frostunempfindlich. Die Pflanze könnte in Mittelmeergegenden ohne Probleme angepflanzt werden, ebenso wie in wärmeren und geschützteren Gegenden Deutschlands, ähnlich wie Rhododendren, die mit leichtem Schutz die kalte Jahreszeit überstehen. Die Früchte schmecken fast so gut wie die der tropischen Papaya. Die Berg-Papaya ist der tropischen Papaya ähnlich, wächst aber nur zweieinhalb bis drei Meter hoch, die Blätter sind kleiner und die Früchte nur sieben bis zehn Zentimeter lang.

Babaco (Carica pentagona) ist eine sehr widerstandsfähige Pflanze. In der Gegend, in der ich lebe, steht sie in vielen Gärten. Es ist ein sehr einfach zu züchtender Baum, der in den Bergen genauso gut wächst wie am Meer mit seiner salzhaltigen Luft und den manchmal starken Stürmen. Babaco verträgt auch etwas Frost ohne Probleme.

In Australien und Neuseeland wird sie kommerziell angebaut und vertrieben. Die Früchte werden 30 cm lang und wiegen etwa 1 kg. Manche Leute nennen die Babaco auch „Fruchtsalat-Pflanze“, weil ihre Frucht einen Kombinationsgeschmack von Erdbeere, Ananas und Papaya hat. Babaco wird auch angeboten als die „Frucht mit dem Champagner-Geschmack“. Um wirklich gut zu schmecken, muss die Frucht absolut reif sein. Vollreife am Baum wird nur erzielt, wenn man die Früchte mit einem Vogelnetz vor den unerwünschten Gästen schützt, die sich auf die saftige Frucht setzen und daran picken, so dass die schweren Früchte vom Baum fallen.

Die Blätter sehen ähnlich aus wie die der Papaya, sind jedoch kleiner, mit meist nur drei großen „Fingern“. Zwar wird berichtet, dass Babaco auch das für eine gute Verdauung wichtige Papain enthält. Als Heilpflanze ist Babaco allerdings nicht bekannt.

Hat man einmal einen Babaco-Baum, ist es ganz einfach, neue Bäume zu ziehen, indem man die kleinen Seitentriebe abschneidet und in einen Blumentopf steckt. Wenn man statt eines hochaufgeschossenen einen eher buschigen Baum möchte, schneidet man einfach die Spitze des Baumes ab. An der Seite bilden sich dann kleine neue Triebe, die wiederum beschnitten werden können. Die abgeschnittene Spitze steckt man gleich wieder in die Erde und zieht so einen weiteren Baum.

Papajarin (Randia fitzalanii) ist hauptsächlich im tropischen Norden Australiens zuhause. Die Früchte sind ungefähr drei bis vier Zentimeter groß, rund oder eiförmig und sehen Stachelbeeren ähnlich. In den Früchten sind kleine Samenkörner in das Fruchtfleisch eingebettet, etwa wie bei der Kiwi oder bei der Passionsfrucht.

Pawpaw und Papaya

Wenn zwei total verschiedene Pflanzen den gleichen Namen tragen und beide auf ihre Weise für Heilzwecke nützlich sind, werden Heilerfolgsmeldungen unwillkürlich vermischt. Das gleiche gilt natürlich auch für negative Begleiterscheinungen.

Zwei Namen für eine Pflanze oder ein Name für zwei Pflanzen?

Die Papaya, mit dem lateinischen Namen Carica papaya, wird in manchen Ländern der Südsee wie Australien und Neuseeland *Paw Paw* genannt. In Australien heisst die Papaya grundsätzlich Paw Paw, möglicherweise, um eventuelle Verwechslungen mit Papajarin zu vermeiden. Ich habe bis jetzt noch nicht herausgefunden, warum, und auch nicht, warum sie anders geschrieben wird als in England oder in anderen Ländern, wo man sie *Papaw* nennt.

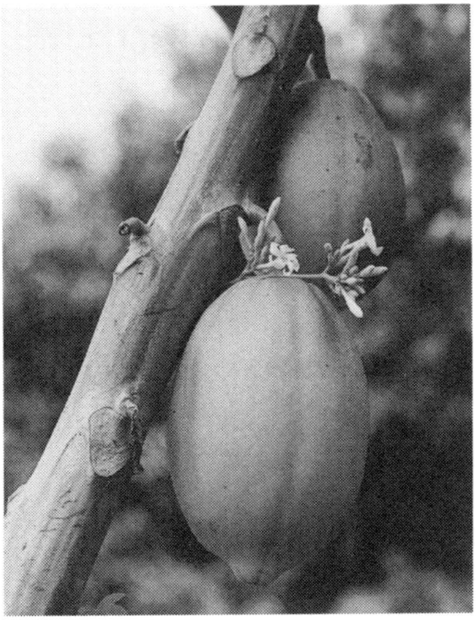

Papayafrüchte

Die *Pawpaw* aus den Vereinigten Staaten allerdings (Asimina tribola) ist in keiner Weise mit der Papaya verwandt. Das einzige, was die beiden Pflanzen mit dem selben Namen gemeinsam haben, ist, dass sie beide für einige gleiche Krankheiten als Heilmittel Verwendung finden. Die nordamerikanische Pawpaw ist, im Gegensatz zur tropischen Papaya (Carica papaya), ein vier bis sieben Meter hoher Baum, der im Winter seine Blätter verliert und mindestens 400 Stunden Frost benötigt, um Früchte tragen zu können. Die Pawpaw ist auch um einiges widerstandsfähiger als die Papaya: Sie braucht nur 160 frostfreie Tage im Jahr. Die bis zu 30 Zentimeter langen, dunkelgrünen Blätter geben dem amerikanischen Pawpawbaum ein tropisches Aussehen.

Die Früchte – es sind die größten essbaren Früchte, die in den Vereinigten Staaten vorkommen – erreichen ein Gewicht von 150 Gramm bis zu 450 Gramm und sind zwischen sieben und 15 Zentimeter lang. Pawpawfrüchte werden in erster Linie frisch gegessen. Die reifen Früchte halten sich, ähnlich wie die Feige, nur zwei bis drei Tage. Bei 4° Celsius gekühlt sind sie allerdings bis zu drei Wochen haltbar.

Pawpawblätter (Asimina tribola) und junge Triebe werden genauso wie die Blätter, jungen Triebe und unreifen Früchte der Papaya (Carica papaya) als Antikrebsmittel und gegen Parasiten verwendet.

Papaya – eine traditionelle Heilpflanze der Aborigines?

In den letzten Jahrzehnten ist häufiger bekannt geworden, dass Aborigines weißen Australiern die Anwendung von Papaya gegen verschiedene Krankheiten, insbesondere gegen Krebs, geraten haben. Berichte über erfolgreiche Behandlung mit Papaya wurden sehr populär, und damit die irrtümliche Annahme, dass Papaya eine traditionelle Heilpflanze der Aborigines sei. Papaya wurde erst vor rund 200 Jahren nach Australien gebracht und ist auf gar keinen Fall eine „traditionelle Heilpflanze“ der Ureinwohner.

Papaya genießt dennoch bei den Aborigines ein sehr hohes Ansehen als Heilpflanze, aber auch als gesundes Nahrungsmittel. Vorsorgliche Einnahme von traditioneller Medizin wie Papaya-Konzentrat in hohen Dosen ist bei den Aborigines nicht üblich, dafür aber um so mehr die Anwendung von Papaya als Heilmittel über einen begrenzten Zeitraum hinweg.

Konservierung

Auch in den Tropen ist es für Städter sehr schwierig, frische Papaya-Blätter genau dann zu bekommen, wenn sie gerade benötigt werden. Das Papaya-Frischkonzentrat hat eine Lagerfähigkeit von nur etwa drei Tagen im Kühlschrank, wird dann trübe und kann nicht mehr verwendet werden (siehe auch Seite 59ff.). Die Konservierung der Früchte, der Blätter, des milchigen Saftes der unreifen Früchte sowie des jungen Holzes ist darum für alle wichtig, die nicht in der glücklichen Lage sind, in den Tropen leben zu können.

In tropischen Ländern macht man sich dagegen nicht viele Gedanken über Konservierung von Früchten, da Früchte frisch aus dem Garten, von Sträuchern und Bäumen das ganze Jahr über zu ernten sind. Man verwendet Früchte, die gerade in Saison sind. Manche Gemüse- und Fruchtsorten, wie Papaya und Bananen, gibt es das ganze Jahr hindurch. Hauptsaison für reife Papaya ist die Regenzeit, wo man ungefähr doppelt so viele Früchte ernten kann wie in der Trockenzeit.

Trocknung

Junge Blätter

Wenn sie noch nach oben oder im rechten Winkel zum Stamm stehen, werden die Blätter geerntet und im Schatten schnell getrocknet. Die Trocknungstemperatur sollte nicht über 45 Grad betragen. Zu niedrige Temperaturen und zu hohe Luftfeuchtigkeit sollten auf jeden Fall vermieden werden, da sie zu Schimmelbildung führen können.

Die Blätter können mit den Stängeln getrocknet werden, die allerdings etwas langsamer an Feuchtigkeit verlieren, da sie sehr dick sind. Es empfiehlt sich daher, das Blatt vom Stängel zu trennen und nach dem Trockenvorgang sofort klein zu reiben und luftdicht zu verschließen. Wenn die Stängel getrocknet sind, kann man sie auch kleinschneiden und mit den Blättern mischen. Um die Trocknung zu beschleunigen, kann man die Stängel vorher in Längsstreifen schneiden.

Die Früchte

Sie werden gewaschen, längs geöffnet, ihre Samen herausgenommen und dann in dünne Scheiben quer geschnitten. Die Scheiben sollten nicht dicker sein als ein Zentimeter. Sie sollten auch schnell im Schatten getrocknet werden bzw. in einem Backrohr, das man auf maximal 45° Celsius einstellt. Auch eine Heizplatte, wie man sie zum Brauen verwendet, kann man benutzen. Diese eignet sich ebenso zum Trocknen der Blätter und Samen. Nachdem die Früchte gut getrocknet sind, werden sie sofort in luftdichten Behältern kühl gelagert.

Die Samen

Sie werden auch im Schatten oder bei niedriger Temperatur künstlich getrocknet und luftdicht veschlossen gelagert. Man verwendet sie später als Pfefferersatz oder kaut sie bei verschiedenen Beschwerden, wie im Kapitel „Essen als Medizin“ (Seite 25) angegeben.

Wichtig: in Gläsern lagern

Ein wesentlicher Bestandteil der Papaya ist Betacarotin. Es ist sehr wichtig, dass getrocknete Papayaprodukte vorzugsweise in braunen Glasbehältern gelagert werden. In Plastikbehältern und Gefäßen, die nicht absolut luftdicht sind, oxidiert Betacarotin nämlich sehr schnell; selbst in luftdichten Plastikbehältern sinkt der Betacarotingehalt innerhalb eines Monats um rund 40 Prozent ab.

Die beste Konservierung: Milchsäurevergärung

Milchsäurevergärung hört sich vielleicht nicht besonders appetitanregend an, aber was wäre unser Speiseplan ohne Käse, Bier, Sauerkraut usw.? Papaya unterstützt mit Enzymen und anderen Bestandteilen die Verdauung, indem sie schwerverdauliche moderne Nahrung, die mit physikalischen Mitteln wie Erhitzen, Bestrahlen usw. keimfrei gemacht wurde, verdaulich macht. Frische, lebendige, milchsäurevergorene Lebensmittel wie Sauerkraut, Kombucha, Kefir usw. unterstützen die Verdauung ebenfalls. Im Milchsäurevergärungsprozess werden nicht nur Vitamine produziert, sondern auch nützliche Bakterien, die wir in unserem Verdauungstrakt brauchen und die durch Antibiotika vernichtet werden. Wer aber eine gestörte Darmflora hat, kann nicht gesund sein.

Es gibt eine ganze Reihe von Rezepten, um Papayafrüchte und -blätter entsprechend aufzubereiten. Wie man milchsäurevergorene Papaya für den Speisezettel, als Medizin oder zur Schönheitspflege herstellt, ist in den entsprechenden Kapiteln beschrieben.

Auf die Herkunft kommt es an

Während in Ländern, in denen es einen Winter mit starkem Frost gibt, Pilzkrankheiten und Ungeziefer leichter zu bekämpfen sind, können sich solche Krankheiten und Schädlinge in tropischen Gegenden ganzjährig optimal vermehren. Moderne Landwirtschaft, die Produkte aus Wettbewerbsgründen erzeugt, ist deshalb gezwungen, Chemikalien einzusetzen. Wer Papaya zur Herstellung von Medizin benützt, sollte auf jeden Fall darauf achten, biologische Produkte zu verwenden. Je nach Plantage können die wertvollen Bestandteile der Papaya unter Umständen um den Faktor zehn oder gar zwölf differieren. Der Eiweißgehalt in der Frucht kann z. B. zwischen 0,5 Prozent und über 5,7 Prozent schwanken.

Die häufigsten Mängel sind folgende: Die *Fruchtrotte,* verursacht durch Pilzbefall, zeigt sich in kleinen braunen Stellen an der Haut der Frucht, die im Durchmesser bis zu 5 Millimeter groß werden. Sie entwickeln sich zu eingesunkenen Stellen. Der *Stern- oder Winterfleck* zeigt sich als hellgrauer sternförmiger Fleck, der sich meistens auf der Seite der Frucht entwickelt, die dem Stamm anliegt. Diese Krankheit kommt häufig vor, wenn die Trockenzeit etwas zu kalt ist. Die Ursache ist nicht bekannt. Beim Kauf von Papaya darf man natürlich nicht Druckstellen mit Krankheitsstellen verwechseln. Die Papayafrucht ist sehr weich und wird deshalb meist in schützender Verpackung auf den Markt gebracht.

Ernte und Transport

Papayas werden im Sommer geerntet, wenn sie zu einem Viertel Farbe bekommen haben, wie man in der Fachsprache sagt, das heißt, wenn die Schale anfängt, gelb zu werden. Im Winter werden die Früchte geerntet, wenn sie zumindest halb gefärbt sind. Für Ferntransporte werden Papayas grün abgenommen. Im Sommer, wenn die Früchte schneller reifen, muss viermal pro Woche geerntet werden, im Winter dagegen nur einmal.

Unreife Papaya kann recht unangenehm schmecken. Reife Papaya, die man, mit Zitronensaft beträufelt, 20 bis 30 Minuten lang ziehen lässt, schmeckt dagegen so gut, dass man am liebsten das Schälchen auslecken möchte. Für medizinische Zwecke ist es zwar besser, wenn die Frucht noch grün ist. Zum Verzehr des rohen Fruchtfleisches ist es aber wichtig, dass die Frucht zumindest zu 80 Prozent gelb oder orange ist.

Papayas werden knapp am Ende der Frucht abgeschnitten und zum Versand vorsichtig auf Schaumgummi gelegt und wiederum behutsam in Transportkartons verpackt. Kleine Druckstellen machen die Frucht unansehnlich und teilweise unverkäuflich. Papayas werden mit etwa 11 bis 15 einzeln in Papierwolle verpackten Früchten per Karton verschickt. Eine gut geführte Farm erzeugt etwa 2 000 Kartons pro Hektar und Jahr.

Papaya als Zimmerpflanze

Nicht jeder möchte und nicht jeder kann in den Tropen leben. Wer aber gerne Papaya selbst anbaut, hätte es natürlich in einem tropischen Land am leichtesten. Die jährliche Durchschnittstemperatur liegt bei 24 bis 25° Celsius. Papaya toleriert einen Boden-pH-Wert von 4,3 bis zu 8. Bei Werten darüber oder darunter kann die Pflanze nicht wachsen. Der ideale Boden-pH-Wert liegt bei 6. Papaya mag keine starken Winde, vor allem im Sommer, wenn es sehr heiß ist und der Pflanze dadurch noch schneller Flüssigkeit entzogen wird. „Nasse Füße" sind auch sehr ungesund für die Pflanze, die einen gut drainierten Standort braucht. Die Papayawurzeln verrotten in Staunässe sehr leicht. Frost bringt die Pflanze normalerweise um, und Schatten mag der Papayabaum auch nicht.

Wer in der glücklichen Lage ist, ein Kleingewächshaus zu besitzen, kann darin leicht Papaya züchten. Papaya ist eine verhältnismäßig leicht zu ziehende Pflanze. Mit ein bisschen Wissen um die tropische Frucht kann meiner Ansicht nach aber jeder auch im Haus Papaya züchten.

Papaya wächst verhältnismäßig gut in Behältern und eignet sich deshalb als Zimmerpflanze, die man im Sommer – nach einer Abhärtungsphase – am besten ins Freie stellt. Wer Papaya zu Hause anbaut, kann sich die begehrten Blätter verhältnismäßig einfach und billig selbst erzeugen. Mit reifen Früchten dürfte es etwas schwieriger aussehen, aber kleine Früchte müssten sich entwickeln, die allerdings ihren Wert mehr im medizinischen als im kulinarischen Bereich haben. Und selbst wenn dies nicht eintreten sollte: Ein interessanter Anblick ist dieses tropische Gewächs allemal.

Das Saatgut

Um Saatgut zu kaufen, braucht man nicht in eine Gärtnerei oder in die Samenabteilung eines Geschäftes zu gehen. Papayasamen werden in einer sehr angenehmen Verpackung verkauft – nämlich in der Frucht selbst: Man schneidet sie auseinander und holt mit einem Löffel die Samen heraus. Reife Samen sind schwarz. Die kleinen, runden Kügelchen, ungefähr sechs Millimeter im Durchmesser, sehen aus wie Fischeier und sind mit einer gelatineartigen Membran umgeben. Es empfiehlt sich, die schleimige Masse von der Saat abzuwaschen, damit die Keimung schneller vor sich gehen kann.

In den Tropen sorgen Insekten für die schnelle Reinigung der Saat oder, wenn die Saat von Vögeln mit dem Fleisch mitgefressen wird, wird sie in deren Verdauungsapparat hervorragend gereinigt. Die äußere Rinde der Haut wird leicht durch die Magensäuren verätzt, was die Keimung verbessert. Die Samen wachsen überall wie Unkraut, wenn sie die Vögel gleich mit natürlichem organischem Dünger versehen pflanzen.

Am besten verwendet man die Samen innerhalb von zwei Wochen, weil der Prozentsatz der keimenden Saatkörner danach rapide abnimmt. Wer Samen über längere Zeit lagern möchte, muss sie bei maximal 45° Celsius Wärme im Schatten trocknen und in luftdichten Behältern an einem kühlen Platz lagern. Bei guter Lagerung ist ein Teil des Saatgutes noch zwei bis drei Jahre keimfähig. Beim kommerziellen Anbau gibt man dem Saatgut noch Chemikalien gegen Pilzentwicklung bei.

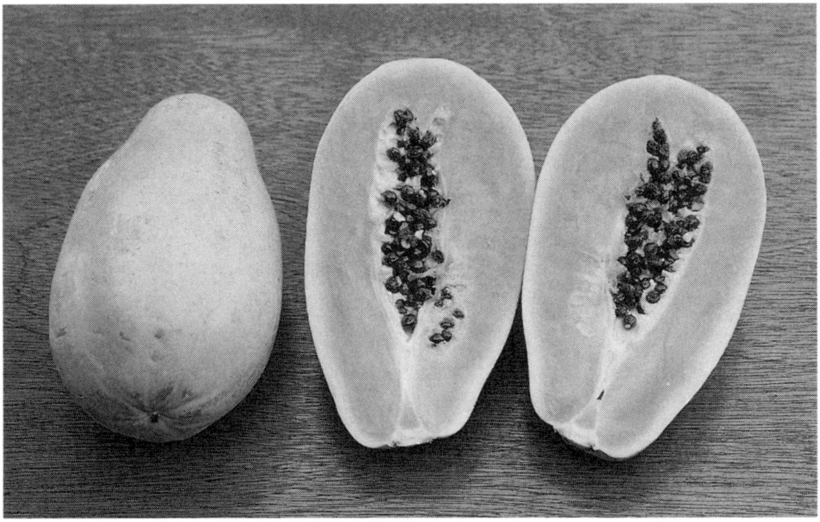

Die appetitlichste Verpackung, die man sich denken kann

Gereinigte Samen keimen bei guten Temperaturen von ungefähr 28° Celsius innerhalb von 14 Tagen, bei ungereinigtem Saatgut und nicht perfekten Temperaturen kann es aber auch sechs Wochen dauern. Bei äußerst ungünstigen Temperaturen verrrottet das Saatgut. Die schnellste Keimung und höchste Keimrate habe ich erreicht, wenn ich die Samen vor dem Einpflanzen etwa eine Stunde lang in Essig gelegt habe. Schon nach einer Woche haben die Samen gekeimt.

Die Aufzucht

Zur Keimung von gekauftem, getrocknetem Saatgut wird dieses zwei Tage lang in Wasser gelegt und das Wasser zweimal täglich gewechselt. Die beste Saatzeit dürfte um die Jahreswende sein, denn in den Tropen herrscht dann Regenzeit mit viel Wolken und Niederschlägen. Die Pflanzen sind zu Beginn der Trockenheit dann schon kräftig oder, für deutsche Verhältnisse, kräftig und widerstandsfähig genug, um etwa Mitte Mai ins Freie gesetzt zu werden.

Meistens wird die Saat in flachen Keimungsbehältern dicht nebeneinander ausgebracht und, wenn die kleinen Pflänzchen im Zwei- oder Dreiblattstadium sind, mit einem Abstand von 5 bis 8 Zentimetern in größere Behälter oder in Saatbeete verpflanzt. Wenn die Pflanzen ungefähr 20 bis 30 Zentimeter groß sind, werden sie schon auf ihren endgültigen Platz gesetzt. Für Zimmer- oder Gewächshauspflanzen sollte der letzte Topf mindestens eine Höhe von 60 Zentimetern haben, um den Wurzeln einen halben Meter gut drainierte Erde zu lassen; außerdem kann man den Behälter in ein Wasserbad stellen und so tägliches Gießen vermeiden.

Vorzüglich geeignet als Gefäß ist ein etwa 25 bis 30 Zentimeter tiefer, durchsichtiger Plastikbehälter mit ebensolchem Deckel. Man füllt diesen mit etwa 20 Zentimeter gewöhnlicher Topferdemischung. Anschließend gießt man soviel gegebenenfalls mit organischem Flüssigdünger angereichertes Wasser auf, dass der Boden ungefähr zwei Zentimeter hoch bedeckt ist. Den durchsichtigen Plastikdeckel legt man darauf und hält die Temperatur möglichst stabil.

Wenn die Temperatur nicht perfekt ist, kann man mit einer Heizplatte, wie sie zum Kombuchabrauen im Handel erhältlich ist, nachhelfen (die Adresse eines neuseeländischen Herstellers finden Sie auf Seite 76). Aber auch Wärmeplatten zum Bierbrauen lassen sich gut dafür verwenden. Die Wärmeplatte erzeugt die ideale tropische Temperatur; zudem ist sie sehr praktisch: Man braucht nicht einmal zu gießen, denn das Wasser verdunstet sehr langsam, setzt sich am kühleren Deckel als Kondenswasser ab und tropft auf das Pflanzbeet.

Am besten stellt man die Pflanzschale an ein sonniges Fenster und nimmt den Deckel ab, wenn die Pflanzen ein paar Zentimeter hoch sind, weil man dann normal gießen kann, ohne die Pflänzchen zu entwurzeln. Man gießt nur Wasser nach, wenn man durch die durchsichtige Wand kein Wasser mehr sieht und dann auch nur bis zu einem maximal zwei Zentimeter hohen Wasserstand. Wer keinen Behälter mit durchsichtigem Deckel im Handel bekommen kann, kann als Deckel auch eine Glasplatte nehmen.

Wenn die Pflanzen ungefähr 15 Zentimeter groß sind, beginnt man auszudünnen, denn in der Regel benötigt man ja nicht hunderte von Pflanzen. Man zieht die Pflänzchen einfach vorsichtig heraus, wäscht ihre Wurzeln ab und benutzt sie als junges Gemüse oder in einem gesunden Frühstückstrunk, nachdem man sie im Küchenmixer mit anderen Früchten oder Gemüsen gemischt hat. Rezepte für die Verwendung der jungen Pflanzen finden Sie auf den Seiten 25ff. bzw. 46ff.

Die etwa 20 Zentimeter hohen Pflanzen kann man entweder zunächst in größere und später in die 60 Zentimeter hohen Töpfe geben, oder der Einfachheit halber gleich in die höheren Töpfe. Der Baum kann bis an die Zimmerdecke wachsen, aber es empfiehlt sich, die jungen Triebe und Blätter schon zu verwenden, wenn er etwa eineinhalb Meter hoch ist, damit er langsamer weiter wächst. Verletzt man den Baum, in diesem Fall absichtlich, auf einer Seite mit einem kleinen Schlag oder einem Schnitt, kann es sein, dass sich an dieser Stelle ein Ast bildet. Man macht das am besten an der oberen Hälfte des Baumes, wo das Holz noch weich und grün ist. Sobald sich ein Seitentrieb zeigt, kann man die andere Spitze abschneiden, natürlich auch als Gemüse nützen, und es kann sein, dass sich weitere Triebe bilden: So wird aus dem Stamm- und Blätterbaum, wie es eine Palme zum Beispiel ist, ein Papayabaum mit mehreren Ästen. Das Wachstum ist dann Zimmerverhältnissen angepasst und der Baum sieht mit den riesigen Blättern sehr exotisch und interessant aus.

Die bekanntesten Sorten

Natürlich sollte man sich bei der Wahl des eigenen Papayabaumes gut überlegen, welche Sorte man pflanzen möchte. Im folgenden eine kleine Übersicht:

Mexiko Rot

Mittelgroße bis sehr große Früchte mit rosa Fruchtfleisch. Mexiko Rot hat einen milderen Geschmack als Mexiko Gelb. Die großen Früchte sind normalerweise nicht so süß wie die kleineren.

Mexiko Gelb

Etwas süßer als Mexiko Rot und im Geschmack stärker. Mexiko Gelb ist eine sehr große Frucht und kann bis zu 5 Kilo schwer werden.

Solo

Die Früchte sind 500 Gramm bis über 1 Kilo schwer. Bisexuelle Pflanzen haben birnenförmige, weibliche Pflanzen runde Früchte. Es ist eine sehr süße Frucht mit rötlich-orangem, festem Fruchtfleisch und weicher Haut. Solo hat keine männlichen Pflanzen, sondern nur bisexuelle und weibliche, im Verhältnis 2:1.

Sunrise

Die birnenförmigen Früchte haben ein Gewicht von 600 bis 750 Gramm. Ähnlich wie die Solo hat Sunrise ein rötlich-oranges, verhältnismäßig festes Fruchtfleisch und eine weiche Haut. Der Zuckergehalt ist hoch. Die Samenlager in der Frucht sind nicht so spitz und tief eingeschnitten wie bei anderen Sorten und lassen sich daher einfacher entfernen. Die ersten Früchte dieser wertvollen Pflanze kann man schon neun Monate nach dem Umpflanzen ernten, wenn der Baum erst einen Meter hoch ist.

Sunset
Ein Solotyp mit kleineren Früchten, die ebenfalls birnenförmig wachsen. Das Fruchtfleisch ist orange-rot und sehr süß. Die Haut ist ebenfalls orange-rot. Diese Sorte wurde von der Universität in Hawaii entwickelt. Es ist ein kleiner Baum mit hohem Ertrag.

Vista-Solo
Eine verhältnismäßig widerstandsfähige Pflanze, die ausgesprochen delikate Früchte trägt. Damit diese aber richtig süß werden, muss es oft und anhaltend heiß sein. Die Früchte werden mittelgroß bis groß und haben gelbe Haut. Das Fruchtfleisch ist orange oder gelb-orange.

Waimanalo
Eine rundliche Frucht, mit weicher, schimmernder Haut; sie wiegt zwischen 0,4 kg und 1,1 kg. Das Samenbett ist sternförmig, was das Entfernen der Samen etwas schwieriger macht. Das Fruchtfleisch ist orange-gelblich und schmeckt ausgezeichnet.

Kaymia
Eine neue Züchtung der Universität in Hawaii. Der kleine Papayabaum erzeugt sehr viele und sehr süße, saftige Früchte mit gelblich-oranger Haut.

Essen als Medizin

Wir essen, um unsere Gesundheit und unser Leben zu erhalten. Wenn das Essen schmeckt, essen wir leider manchmal auch zu viel. „Wir sind, was wir essen", heißt ein altes Sprichwort. Wir haben heutzutage die Möglichkeit, das ganze Jahr hindurch frisches gutes Essen einzukaufen, und wir wissen heute viel mehr über unsere Gesundheit als früher. Früher sagten die Leute nur, was gut für unsere Gesundheit ist, heute wissen wir, warum etwas gut ist für unsere Gesundheit. Sind wir dadurch wirklich viel weiter gekommen?

Selbst, wenn Sie sich viel Gemüse kaufen, das natürlich gut aussieht, muss es nicht unbedingt sein, dass Sie sich gesund ernähren. Gemüse ist nicht gleich Gemüse. Kommt es von einem biologischen Hof, oder aus einem Treibhaus mit hydrokultureller Anbaumethode? Der Unterschied ist groß: Treibhauspflanzen bekommen nicht viel Sonnenlicht und erzeugen deshalb auch nicht so viele Vitamine wie freiwachsende Pflanzen.

Wenn die Ernährung nicht optimal ist, kann Papaya auf natürliche Weise helfen und zu schneller Heilung führen. Hypokrates sagte: „Der Tod beginnt im Darm." Papaya ist eines der besten Lebensmittel für gute Verdauung und wirkt auf diese Weise als natürliche Medizin, die unseren Körper gesund erhält.

Papaya-Rezepte

Manchem wird die Papaya gewöhnungsbedürftig erscheinen. Wem sie zu bitter ist, dem sei die Beigabe von Zitronensaft und Honig empfohlen. Wenn Sie zu diesen Menschen gehören, geben Sie nicht auf: Ihre Geduld wird auf köstliche Art belohnt werden.

Folgende Abkürzungen werden verwendet: EL (Esslöffel); MSP (Messerspitze); TA (Tasse); TL (Teelöffel).

Zum Frühstück

Papaya-Frühstück

2 große
(1 600g) Papaya
8 Eier

Für 4 Personen; ca. 210 kcal/Person

Man nimmt Früchte, die gerade anfangen, ein bisschen gelb zu werden, bei denen die Samen aber schon schwarz sind. Die Papaya schälen und raspeln. Danach Eier schlagen und mit der Papaya mischen; 15 Minuten stehen lassen und dann braten. Wenn man keine frische Papaya hat, kann man auch getrocknete, grüne Papaya verwenden.

Papaya-Vitaminbombe

1 große (800g) Papaya
½ TA frischer Orangensaft
3 große (150 g) Passionsfrüchte

ca. 50 kcal

Papaya schälen und Samen entfernen. Die Frucht in Würfel schneiden und in eine Servierschüssel geben. Der Orangensaft und das Fruchtfleisch der Passionsfrucht werden darübergeschüttet. Gekühlt servieren. Übrigens: Papaya lässt sich auch gut mit Mango kombinieren.

Hauptgerichte und Beilagen

Gefüllte Papaya

2 halbreife Papaya
500 g Hackfleisch
4 Tomaten
2 Zwiebeln
1 Karotte
2 Knoblauchzehen
½ Bund Petersilie
1 TL Paprika
4 EL Parmesankäse
2 EL Olivenöl

ca. 390 kcal

Das Öl im Kochtopf erhitzen, gehackte Zwiebeln und Knoblauch glasig dünsten. Möglichst mageres Hackfleisch mit klein gehackter Petersilie hinzufügen; wenn das Fleisch gebräunt ist, in kleine Würfel geschnittene Tomaten und geraspelte Karotte dazugeben, mit Paprika und den anderen Gewürzen abschmecken. Die halbreifen Papayas der Länge nach durchschneiden, Kerne entfernen, mit dem fertigen Hackfleisch füllen und im Bratentopf in die Mitte des Backofens stellen. Dann kochendes Wasser in den Topf schütten, bis der Boden etwa 2,5 Zentimeter bedeckt ist. Bei 180° Celsius etwa 60 Minuten backen, geriebenen Parmesan darüber streuen, und nochmals ca. 30 Minuten in den Backofen schieben, bis das Gericht gar und der Käse gebräunt ist.

Überbackene Papaya mit Pfefferminzsoße

2 nicht reife Papaya
60 g Butter
1/4 TA Mehl
3/4 TA Wasser
2 TL Pfefferminzblätter
Saft von 2 Zitronen

ca. 190 kcal

In einem Topf die Butter schmelzen, das Mehl hineingeben und bräunen. Langsam das Wasser dazugießen und unter Rühren aufkochen, dann die getrockneten und gemahlenen Pfefferminzblätter und Zitronensaft dazumischen und zur Seite stellen. Die Papayas in Würfel schneiden, in eine ofenfeste Form geben, die Soße darübergießen und im Backofen bei 180° Celsius ca. 45 Minuten backen.

Gebratene, grüne Papaya

2 grüne Papayas
2 Knoblauchzehen
1 Zwiebel
2 Tomaten
1 EL Olivenöl
1 EL Sojasoße
1/4 TA Wasser
1 Bund Petersilie

ca. 60 kcal

Die Papayas waschen, schälen, länglich aufschneiden und die Kerne entfernen; dann das Fruchtfleisch in Würfel schneiden. Zwiebel, Knoblauch, Tomaten zerkleinern und mit Petersilie in Öl etwas anbraten; Sojasoße und Wasser dazugeben. Alles in einem zugedeckten Topf ca. 15 Minuten kochen, bis es weich ist.

Gekochte Papaya

1 mittelgroße Papaya
Saft von 2 Zitronen
1/2 TA Honig
1 EL Butter

ca. 160 kcal

Papaya schälen, Kerne entfernen und in dicke Streifen schneiden. Dann mit Wasser übergießen, Honig beifügen und ein paar Minuten kochen, bis die Frucht weich genug ist. Zur Verfeinerung können Sie Zitronensaft hinzufügen. Das Papayafruchtfleisch kann nun gleich warm, eventuell ein wenig in Butter geschwenkt, serviert werden, aber auch gekühlt oder sogar gefroren gegessen werden.

Papaya-Curry

500 g grüne Papaya
130g Tomaten
80 g Zwiebeln
1 Knoblauchzehe
1 EL Olivenöl
1 TL Senfkerne
15 g Kokosfruchtfleisch
1½ TL Currypulver
½ TL Paprika
½ TL Honig

ca. 70 kcal

Die gerade reifende Papaya unter fließendem Wasser schälen, Kerne entfernen und in 2 Zentimenter dicke Würfel schneiden. Zwiebeln und Knoblauch in dünne Scheiben schneiden. Tomaten mit kochendem Wasser übergießen, damit sich die Haut leichter abziehen lässt, dann klein hacken. Die Senfkörner etwa 2 Minuten in Olivenöl braten, danach die Zwiebel- und Knoblauchscheiben, bis sie glasig sind. Tomaten und Gewürze hinzufügen und weitere 5 Minuten kochen; anschließend Papaya mit einer Prise Salz und dem Kokosfruchtfleisch dazugeben, weitere 10 bis 15 Minuten kochen. Das Papaya-Curry kann mit Reis und/oder Hühnerfleisch serviert werden.

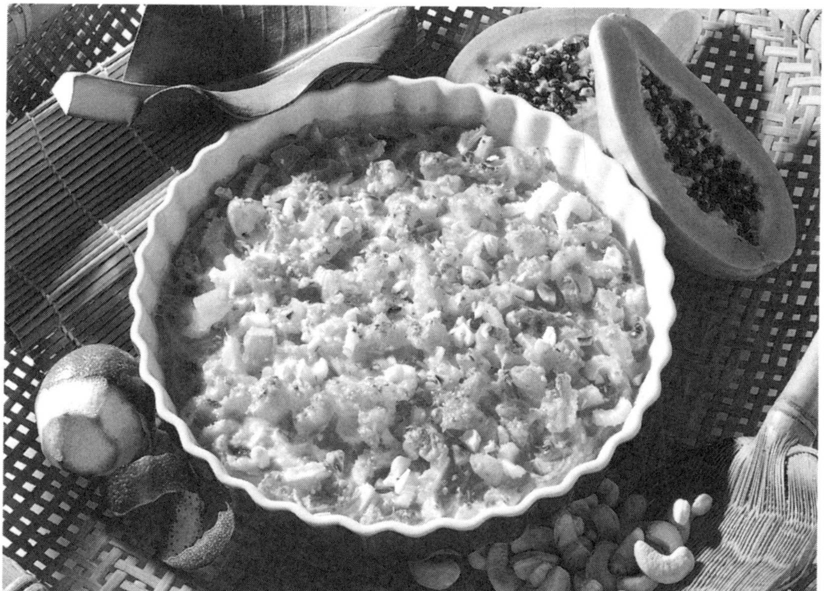

Papaya-Curry

Papaya-Gemüse

In Indonesien kocht man die grüne Frucht sowie Blätter, junge Triebe und Blüten als Gemüse. Besonders interessant ist hier, dass ein Klumpen Lehm mitgekocht wird. Wenn das Gemüse weich ist, schüttet man das lehmige Wasser ab, wäscht mit klarem Wasser nach, gibt das Gemüse wieder in frisches Wasser und kocht es kurz mit Guava-Blättern auf (Guava ist ebenfalls eine heilkräftige Pflanze, von der es viele Sorten gibt. Sie wird auch gegen Drogenabhängigkeit eingesetzt). Schließlich fügt man Salz und/oder Zucker, je nach Geschmack, hinzu. Auf diese Weise verliert die Papaya ihre Bitterkeit.

Papaya-Soße

ca. 250 kcal

- 3 TA Papayamus
- 3 Zwiebeln
- 3 Knoblauchzehen
- 2 Äpfel
- Saft von 3 Zitronen
- 3/4 TA Honig
- 1 EL Melassesirup
- 2 TL Salz
- 2 TL Sojasoße
- 1 TL Zimt
- 1/2 TL Paprika
- 1 MSP Nelken

Zuerst Äpfel, Zwiebeln und Knoblauch schälen und in kleine Stücke oder Scheiben schneiden. Dann zusammen mit allen anderen bereits vermischten Zutaten und der zu Mus verarbeiteten, möglichst reifen Papaya in einen Topf geben und bei mittlerer Hitze etwa 50 Minuten kochen. Im Anschluss daran durch ein Sieb drücken oder pürieren, je nach Belieben. Diese Soße ist äußerst vielseitig und leicht kombinierbar. Unter anderem passt sie hervorragend zu Reis, Fisch oder Fleisch.

Papaya als Beilage

ca. 100 kcal

- 2 große (1 600 g) grüne Papayas
- Saft von 3 Zitronen

Die Früchte schälen und raspeln, Salz und etwas Wasser hinzugeben, und ein paar Minuten ziehen lassen. In ein Sieb geben, unter fließendem Wasser ausspülen und ausdrücken. Zur Geschmacksabrundung kann Zitronensaft oder ein Gewürz Ihrer Wahl hinzugefügt werden.

Salate

Papaya-Hawaii-Salat

2 große grüne Papayas
3 TL Honig
frische Kräuter
2 Zehen Knoblauch
Pfeffer
Salz

ca. 100 kcal

Die Papayas schälen, halbieren, die Samen herausnehmen und das Fruchtfleisch in sehr dünne Scheiben schneiden. Die geschnittene oder geraspelte Papaya dann 10 Minuten in Salzwasser stehenlassen, in einem Sieb waschen und ausgedrücken. Mit Pfeffer, Salz, etwas Honig, frischen Kräutern und Knoblauch abschmecken.

Papaya-Fiji-Salat

1 reife Papaya
1 Zwiebel
2 Knoblauchzehen
250 g Mais
250 g Erbsen
2 EL Mayonnaise
4 EL Obstessig
Salz und Pfeffer
Schnittlauch

ca. 130 kcal

Zunächst Zwiebel und Knoblauch fein hacken. Dann die Papaya in Würfel schneiden. Verwenden Sie möglichst eine reife Frucht, die nicht mehr gesüsst werden muss. Dann alles zusammen mit Erbsen und Mais in eine Schüssel geben und mit Mayonnaise, Essig und Gewürzen vermischen. Mit frischem Schnittlauch garnieren. Gleich servieren.

Papaya-Thai-Salat

2 grüne Papaya
½ Kopf Rotkohl
grüne (rohe) Bohnen
1 Handvoll getrocknete Garnelen

ca. 210 kcal

Den Kohl hobeln, die Bohnen fein schneiden. In einer großen Schüssel mit Würfelstücken Papaya und den Garnelen (oder Krabben) zusammenmischen, die Soße unterheben, auf eine große Platte geben und mit gerösteten Mandeln, frischen Kräutern und Tomatenscheiben dekorieren. Gleich servieren.

Für die Soße:

2 Paprikas
1 Knoblauchzehe
2 EL Honig
$1\frac{1}{2}$ EL Fischbrühe
Saft von 2 Zitronen

Für die Soße:
Die Paprikas waschen, Stiel und Kerne entfernen; dann Knoblauch und Paprika mit dem Püriergerät zu einer Paste verarbeiten und schließlich mit Fischbrühe, Honig und Zitronensaft vermengen.

Zum Garnieren:

$\frac{1}{2}$ TA Mandeln
Basilikum
Schnittlauch
Tomaten

Zum Garnieren:
Die Mandeln hacken und etwas anrösten. Tomaten in Scheiben schneiden und mit Basilikumblättern und Schnittlauch über den Salat geben.

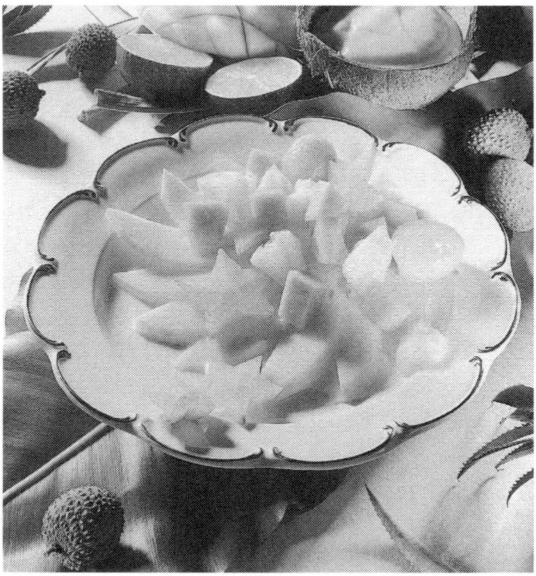

Thai-Salat: ein Fest für Auge und Gaumen

Salatdressing aus Papaya-Kernen

- 1½ TA frische Papayakerne (schwarz)
- 1 TL scharfen Senf
- 2 EL Honig
- 1 TL Zitronensaft
- 2 TA Olivenöl
- 1 TA Obstessig

ca. 3 960 kcal

Alle Zutaten mit einem Handrührgerät zusammenmixen, durch ein Sieb drücken und am besten für einige Zeit in den Kühlschrank stellen. Dieses Dressing eignet sich gut für Salate, aber auch zur Verfeinerung von Suppen und Soßen.

Kuchen, Nachspeisen, Cocktails

Papaya-Hefe

- ½ reife Papaya
- ¼ TA Hopfen

Papaya samt Schale und Kernen zusammen mit dem Hopfen ca. 10 Minuten lang kochen, mit einem feuchten Tuch zudecken und bei Raumtemperatur gären lassen. Dadurch entsteht eine gute Hefe; das Brot schmeckt ausgezeichnet und bleibt länger frisch.

Papaya-Hefe-Kuchen

Teig:

- 2 TA Papayamus
- 2 TA Mehl
- 100 g Butter
- 3 EL Honig
- ½ TA Magermilch-Pulver
- 1 Packung getrocknete Hefe

Belag:

- reife Papayas
- 1 TL Zimt
- 2 EL Honig
- 1 MSP Nelken
- 2 EL Zitronensaft

bei 12 Stück ca. 260 kcal

Alle trockenen Zutaten mischen, Honig, die geschmolzene Butter und Papayamus dazugeben, alles zu einem Teig verarbeiten. Die Schüssel mit einem Tuch bedecken und an einen warmen Platz unter 40° Celsius stellen. Nach etwa einer Stunde sollte sich die Menge des Teiges verdoppelt haben. Nochmals gut kneten, ca. 2, 5 Zentimeter dick ausrollen und auf ein Backblech legen, wieder zugedeckt ca. eine Stunde gehen lassen. Papaya schälen, Kerne entfernen, in ca. 8 mm dicke Scheiben schneiden und auf dem Kuchenteig verteilen, gemischten Zimt, Nelken und Zucker darüberstreuen und mit Zitronensaft beträufeln. Bei 180° Celsius etwa 40 Minuten backen (warm oder kalt servieren).

Papaya-Salatdressing verfeinert auch Soßen, wie zum Beispiel für Riesengarnelen

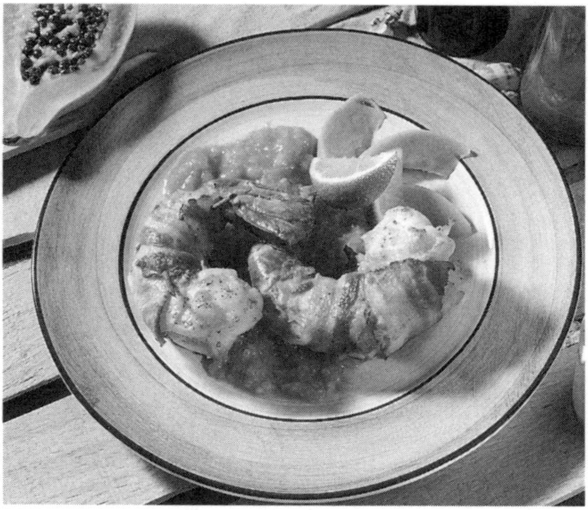

Papaya-Gewürzkuchen

bei 10 Stück ca. 280 kcal

- $3^1/_2$ TA Papayamus
- 2 Eier
- $^3/_4$ TA Magermilch-Pulver
- $^1/_2$ TA Ahornsirup
- 1 TL Orangenschale
- 1 TL Zimt
- 1 MSP Nelken
- 1 MSP Ingwer
- Blätterteig
- Schlagsahne

Papaya, Eier, Magermilchpulver, Ahornsirup, die geriebene und unbehandelte (!) Orangenschale mit einem Handrührgerät verrühren, zusammen mit den Gewürzen. Dann in die vorbereitete Kuchenform geben und mit Blätterteig füllen. 10 Minuten bei 220° Celsius backen, dann weitere 15 Minuten bei 180° Celsius, bis der Teig fest wird. Der Kuchen kann warm oder kalt, mit Sahne oder mit Eis serviert werden.

Papaya-Erdbeer-Törtchen

1 270 kcal

- Papaya
- 1 TA Mandeln
- 5 getrocknete Feigen
- 5 Erdbeeren
- 1 reife Banane
- 1 EL Honig

Mandeln, Feigen und etwas Honig mischen, eine Törtchenplatte damit auslegen. In Würfel geschnittene Papaya, den restlichen Honig, Erdbeeren und Banane zusammenmischen, auf den Boden füllen und zum Festwerden kühl stellen. Mit Fruchtscheiben oder Sesamsamen verzieren.

Tropische Papaya

ca. 390 kcal

- 1 große (800 g) reife Papaya
- 1 Banane
- Saft von 2 Zitronen
- 3 EL Honig
- 1 TA Wasser
- 1/4 TA Maizena
- 20 g Butter
- Sahne (Pudding)

Das Fruchtfleisch pürieren, mit Zitronensaft, Honig und Wasser aufkochen, die mit Wasser angerührte Maizena vorsichtig in die Masse gießen und langsam unterrühren, unter Rühren ca. 5 Minuten weiterkochen lassen. Vom Herd nehmen, die Butter unterrühren. Bananenscheiben in eine Schale füllen, Soße darübergießen und kühl stellen. Wenn fest, auf eine Platte stürzen und mit Sahne oder Pudding servieren.

Papaya-Nachspeise

für 6 Personen; ca. 360 kcal/Person

- 1 1/2 TA Papayamus
- 2 Avocados
- 3 Mandarinen
- 2 Bananen
- 1 EL Weinbrand
- 3 EL Cointreau
- 1 TL Amaretto
- 2 EL Zitronensaft
- 3 EL Honig
- Schlagsahne
- Mandelsplitter

Avocados, Mandarinen und Bananen schälen und klein schneiden, mit dem zusammengemischten Alkohol und dem Zitronensaft übergießen. Anschließend für eine Weile kühl stellen, damit der Saft einziehen kann. Danach eine möglichst reife Papaya zu Mus verarbeiten und je nach Geschmack mit Honig vermengen und unterrühren. Sodann das Ganze in Schälchen oder Gläser füllen und abschließend mit Sahne und Mandelsplittern verzieren.

Papaya Cocktail

ca. 220 kcal

- 1/2 TA Papayasaft
- 1/2 TA Ananassaft
- 1 EL Zitronensaft
- 1 EL Honig
- 1 Schuss Rum
- 1 Schuss Cointreau (Orangenlikör)

Alle Zutaten zusammenmixen, in ein hohes Glas füllen, Eis hinzufügen und mit Orangenscheiben garnieren. Dieser Cocktail ist natürlich nur ein Beispiel: gerade auf diesem Gebiet sind der Fantasie kaum Grenzen gesetzt – experimentieren Sie doch einmal.

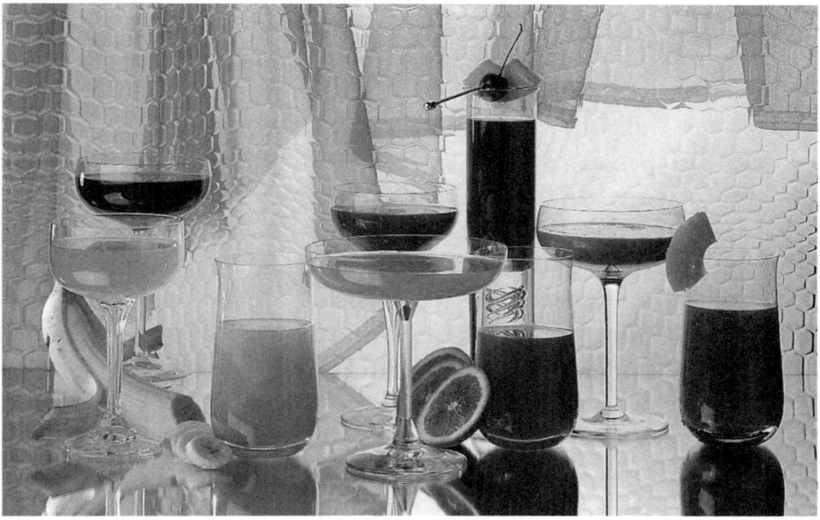

Beim Mixen von Cocktails sind Ihrer Fantasie kaum Grenzen gesetzt

Eingelegte Papaya

Die reife Frucht

ca. 13 kcal pro 100 g

Papaya schälen und Samen herausnehmen. In dünne Scheiben schneiden und diese mit Zitronensaft in einem Einmachglas einlegen. Etwa 3 Prozent Salz beigeben. Zur Reifung an einem kühlen Platz lagern. Die Papayastreifen können auch in Essig eingelegt werden, so wird das Ganze haltbarer.

Eingelegte grüne Papaya

ca. 15 kcal pro 100 g

Grüne Papaya wird mit Samen und Schale geraspelt. Ein bisschen Ingwer und eine Zehe Knoblauch werden nach Geschmack zugesetzt. In das Glas wird nun gesalzenes Wasser (3 bis 5 Prozent oder 30 bis 50 Gramm je Liter) gefüllt, bis die Papaya bedeckt ist. Danach stellt man das Glas für etwa 8 bis 14 Tage an einen warmen Platz. Die Idealtemperatur für die Vergärung ist 28° Celsius bis 30° Celsius. Auf diese Weise wird Papaya bestens konserviert: Die Milchsäurevergärung erhöht sogar den Vitamingehalt.

Die heilkräftigen Pflanzenteile

Alles an der Papaya ist medizinisch von Nutzen: das Fruchtfleisch, die Blüten, die Blätter, die Samen, der Stamm, die Milch und sogar die Wurzeln.

Die Blätter sind der wohl wertvollste Teil des Baumes. Untenstehende Tabelle zeigt den Anteil verschiedener Inhaltsstoffe im Vergleich zur Frucht. Frische Blätter übertreffen getrocknete um einiges, da der sehr hohe Gehalt an schnell oxidierendem Betacarotin durch Trocknung oder Lagerung enorm vermindert wird. Die Blätter sind auch sehr reichhaltig an leicht verdaulichem Eiweiß, sie enthalten bis zu 15-mal mehr als die reife Frucht. Während die vollreife Frucht kaum Papain enthält, haben die Blätter einen sehr hohen Papaingehalt.

	Frucht	Blatt
Niacin	0,00033	0,00093
Eisen	0,00038	0,00038
Ballaststoffe	7,5	14,5
Fett	2,2	13,6
Kohlenhydrate	99,1	55,6
Betacarotin	0,00123	0,00514
Ascorbinsäure	0,57	0,62
Eiweiß	5,7	32,6

Durchschnittlicher Anteil verschiedener Inhaltsstoffe in Prozent

Die reifen Früchte sind reich an Vitaminen; sie enthalten in erster Linie Vitamin A, C, und den Vitamin B-Komplex, Aminosäuren, Kalk, Eisen und Verdauungsenzyme. Das Eiweiß in Papaya ist hochverdaulich. Wer schlecht verdaut, sich mit zuviel schwer verdaulichem Eiweiß ernährt, oder sein Essen nahrungsschädlich zubereitet (Mikrowelle, Fette, wiederholtes Aufwärmen usw.), für den ist Papaya von höchstem Wert. Denn sie enthält nicht nur selbst vollwertiges Eiweiß, sondern hilft auch, schwer verdauliche Eiweiße zu verarbeiten.

Die grüne Frucht hat einen höheren Heilwert, schmeckt aber bei weitem nicht so angenehm und wird deshalb mit Sirup, Honig, Zucker, Salz, usw., wie in den Rezepten nachgelesen werden kann, vermischt. Die grüne Frucht hat etwa ein Drittel weniger Kalorien als die reife Frucht, ungefähr doppelt so viel hochverdauliches Eiweiß, nur etwa zwei Drittel der Kohlenhydrate, erheblich weniger Betacarotin im Fruchtfleisch, dafür mehr in der Schale.

Die Samen haben über 24 Prozent hochverdauliches Eiweiß, 32 Prozent Kohlenhydrate, über 25 Prozent Öle, mit kleinem Anteil an ätherischen Ölen. Neben dem Superenzym Papain wird auch noch das Enzym Myrosin nachgewiesen. Das alkaloide Carpain in den Samen wirkt sich ähnlich wie Digitalis (Fingerhut) beruhigend auf das Herz, die Bronchien und die Muskeln aus. In großen Mengen eingespritzt, führt es zum Herzstillstand. Wenn möglich, verwendet man frische Samen, auch getrocknet behalten sie ihre Wirksamkeit. Man kann sie in einem luftdichtverschlossenen Behälter zwei bis drei Jahre lagern. Bei Bedarf werden sie gemahlen oder gerieben und als Hausmedizin verwendet.

Die Schale der unreifen wie auch der reifen Frucht wird von Naturheilern als einer der heilkräftigsten Teile der Pflanze hoch eingeschätzt. Die Schale sollte niemals im Mülleimer landen! Man kann sie schmackhaft machen und, ohne Beinträchtigung der Heilwerte, konservieren, wie es im entsprechenden Kapitel beschrieben steht.

Die Blüten, die man als Tee kocht und mit Honig süßt, werden bei Gelbsucht, Bronchitis und anderen Beschwerden verwendet.

Der Latex, wie die Milch der Blätter, jungen Triebe und unreifen Früchte genannt wird, ist nach den Früchten die zweitwichtigste Einnahmequelle der Papayaindustrie. Latex enthält 5,3 Prozent Papain. Frischer Latex wird bei verschiedenen Hautproblemen verwendet. Manche Farmen pflanzen Papaya nur für die Latexgewinnung an. Junge Triebe, Blätter und Früchte werden mit einem mehrschneidigen Messer, das nur zwei Millimeter tief schneidet, angeritzt. Unter dem Baum wird der Latex in bereitstehenden Behältern aufgefangen, getrocknet und dann luftdicht verpackt verschickt.

Die innere Rinde des Baumes wird gerne als Mittel gegen Zahnschmerzen verwendet.

Die Wurzel wird in vielen Ländern für Heilzwecke verwendet. Über die Inhaltsstoffe der Wurzel ist nicht viel bekannt. Der Absud der gekochten Wurzeln wird gegen Würmer, Gelbsucht, Nierenkoliken und gegen Blutungen verwendet.

Warum ist die Papaya eine Heilpflanze?

Der Eiweißgehalt einer reifen Frucht von vier bis sechs Gramm per Kilo ist zwar nicht sehr hoch. Es handelt sich aber um ein äußerst gut verdauliches Eiweiß. Man darf sich durch Werbung nicht irreführen lassen, denn Eiweiß ist nicht gleich Eiweiß. Es kommt auf die Baustoffe des Eiweißes an und damit auf die Verdaulichkeit. Tierische Eiweiße zum Beispiel enthalten mehr Kalorien, Cholesterin und schwer verdauliche Fette. Es ist also nicht so wichtig zu wissen, wieviel Eiweiß ein Lebensmittel insgesamt enthält, sondern wieviel verdauliches oder für den Körper nutzbares Eiweiß darin enthalten ist.

Aminosäuren sind Bausteine für das Eiweiß. Man unterscheidet dabei *essentielle* und *nicht essentielle* Aminosäuren. Essentielle Aminosäuren müssen täglich durch Nahrung aufgenommen werden, da sie im Körper nicht gelagert werden können. Papaya enthält alle essentiellen, wichtigen Aminosäuren, die folgende Aufgaben haben:

- Isoleucin wird für Wachstum, intelligente Entwicklung und Stickstoffausgleich innerhalb des Körpers gebraucht. Es hilft auch mit, nicht essentielle Aminosäuren herzustellen.
- Leucin hilft, Gehirnfunktionen zu stimulieren und muskuläre Energien zu erhöhen.
- Lysin braucht der Körper für die Bildung von Antikörpern im Blut; auch die Verbesserung des Kreislaufsystems und ein besseres Zellwachstum gehen auf das Konto dieser Aminosäure.
- Methionin ist wichtig für die Fettverdauung, für die Funktionstüchtigkeit der Leber und zur Beruhigung der Nerven.
- Phenylalanin wird von der Schilddrüse benutzt, um das für die Verdauung wichtige Thyroxin herzustellen.
- Threonin hilft dem Darm bei der Verdauung.
- Tryptophan dient der Ausnutzung der B-Vitamine; es unterstützt darüber hinaus die emotionale Stabilität durch Verbesserung und Beruhigung der Nerven.
- Valin hilft der Koordination des Muskelsystems und der Konzentrationsfähigkeit.

Papaya enthält auch die bedingt essentiellen Aminosäuren, die folgende Aufgaben haben:

- Arginin ist wichtig für die Produktion der männlichen Samenflüssigkeit und hilft, das Blut sauber zu halten. Es wird durch Papain freigesetzt und verhindert das Wachstum von menschlichen Brustkrebszellen, wie in Laborversuchen wiederholt festgestellt wurde.
- Histidin ist für die Nerven notwendig, insbesondere dabei für besseres Hören.

Die nicht essentiellen Aminosäuren dagegen können vom Körper selbst hergestellt werden; man muss sie also nicht unbedingt täglich durch Lebensmittel zuführen. Trotzdem, Papaya hat auch einige der nicht essentiellen Aminosäuren zu bieten, wie zum Beispiel Alanin, Apargin, Cystin, Glutamin, Glycin, Prolin, Serin, Tyrosin.

Papaya gegen Ernährungssünden?

Papaya kann helfen, Ernährungssünden auszugleichen. Nach einem schwer verdaulichen Essen empfiehlt es sich, als Nachspeise Papaya zu wählen oder Papaya-Tee zu trinken, um der Verdauung in angenehmer Weise zu helfen. Man fühlt sich einfach wohl, auch nach einem schweren Essen.

Über längere Zeit verzehrt, kann Papaya auch helfen, die Auswirkung jahrelanger Ernährungsfehler zu korrigieren. Ablagerungen an den Darmwänden, die eine gute Verdauung negativ beeinflussen, werden zum Beispiel abgebaut und sogar Darmparasiten, wie Würmer, mitverdaut. Zur Wurmverdauung sollte man Papaya zusammen mit den Samen essen, da im reifen Papayafleisch nicht so viel Papain enthalten ist. Von vielen Fachleuten wird Papain als das stärkste Eiweißverdauungsenzym genannt.

Papain – ein ungewöhnlich wirksames Enzym

Papain, das Superenzym in der Papaya, kann bis zu 35-mal mehr Fleisch verdauen, als es selber wiegt. Bei normaler Anwendung hilft es, schwer verdauliche Eiweiße zu verarbeiten, ohne lebendem Gewebe zu schaden.

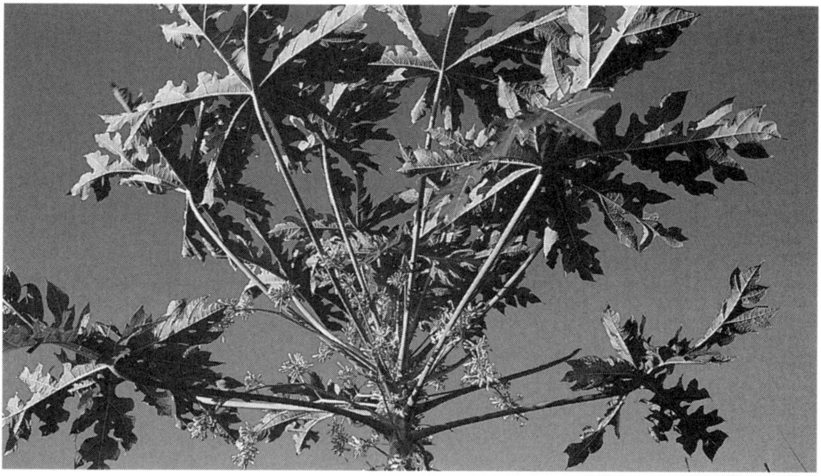

Selbst jahrelange Ernährungsfehler vermag Papaya zu korrigieren

Papain unterstützt die Eiweißverdauung in saurer, alkalischer und neutraler Umgebung. Für Personen, die nicht genug Magensäure produzieren, kommt das im Körper erzeugte Eiweißverdauungsenzym Pepsin nicht voll zur Wirkung. Das stark eiweißverdauende Papain kann hier sehr gut aushelfen. Papain schließt schwer verdauliche Eiweiße auf und setzt damit unter anderem auch die Aminosäure Arginin frei. Schlechte Verdauung von Eiweiß wird auch für Arthritis, Verstopfung, Diabetes, hohen Blutdruck usw. verantwortlich gemacht.

Ablagerungen im Darm können die Ursache für Energiemangel, eine schlechte Verdauung und viele Krankheiten sein. Teilweise verdaute Eiweißrückstände werden über die Jahre an der Darmwand abgelagert und verhindern auf diese Weise eine normale Verdauung. Papain kann die verschiedenen Eiweiße verdauen, wodurch unerwünschte Ablagerungen in den Darmwänden verhindert und bestehende Ablagerungen über einen längeren Zeitraum langsam abgebaut werden können. Papain kann deshalb als ein hervorragendes Körperreinigungsmittel angesehen werden, das auf natürliche Art und Weise wirkt.

Betacarotin

Betacarotin ist ein sehr wichtiges Antioxidationsmittel. Heutzutage ist es möglich, diesen Stoff synthetisch herzustellen. Es wird behauptet, dass der Körper keinen Unterschied zwischen dem synthetischen und dem organischen Betacarotin erkennt. Mehrere Studien haben darauf hingewiesen, dass Personen mit betacarotin-reicher Ernährung ein geringeres Krebs-Risiko haben.

Einige Lebensmittel enthalten viel Betacarotin und können gleichzeitig wegen ihres guten Geschmackes genossen werden. Papaya ist so eine Frucht. Wenn man den Betacarotingehalt verschiedener Lebensmittel miteinander vergleicht, muss man natürlich darauf achten, dass man frische Papayafrüchte (mit einem Wassergehalt von rund 90 Prozent) nicht mit beispielsweise getrocknetem Pulver der Alge Spirulina (mit einem Wassergehalt von nur acht Prozent) gleichsetzt.

Viele bekannte Gemüsesorten haben einen nennenswerten Gehalt an Betacarotin, zum Beispiel Spinat, Brokkoli, Kürbis und natürlich Karotten.

Betacarotin ist ein potentes Antioxidationsmittel. Wenn Betacarotin in Vitamin A umgewandelt wird, verliert es seine Wirkung.

Gibt es negative Begleiterscheinungen?

Papaya wird allgemein als eine sichere Heilpflanze angesehen. In seltenen Ausnahmen kann es jedoch zu negativen Begleiterscheinungen kommen, besonders natürlich durch übermäßige Anwendung.

- Wer zuviel halbreife Früchte mit Schalen und Samen verzehrt, kann ziemlich starke Bauchschmerzen bekommen, wie ich in einem Selbstversuch eindringlich erfahren musste.
- Latex hat ungefähr 5,3 Prozent Papain. Arbeiter, die den ganzen Tag mit frischem Latex in Berührung kommen, kriegen mit der Zeit eine sehr dünne und empfindliche Haut an den Händen. Manche Publikationen vertreten die Meinung, dass lebendes Gewebe nicht angegriffen wird, was für die innere Anwendung zutreffen mag. Beim Kontakt von Latex mit Luft an der Hautoberfläche kann es allerdings unter Ringen und Armreifen zu leichten Entzündungen kommen.
- In seltenen Fällen sind Allergien gegen die Pollen der Blüte bekannt geworden.
- Von Allergien durch den Verzehr des reifen Fruchtfleisches wird nur in äußerst seltenen Fällen berichtet.
- Sich leicht gelb färbende innere Handflächen und Fußsohlen können vereinzelt auftreten, nachdem über längere Zeit größere Mengen Papaya verzehrt wurden. Die gleichen Auswirkungen hat auch der Verzehr größerer Mengen von Spirulina, was auf den Betacarotingehalt zurückzuführen sein dürfte.
- Übermäßiger Genuss kann sich negativ bei Magen- und Darmgeschwüren und bei Emphysem auswirken.
- Schwangere dürfen auf gar keinen Fall die Rezepte verwenden, die unreife Früchte, Schalen, Blätter, getrocknetes oder frisches Papain enthalten, da dies zur Fehlgeburt führen kann. Lediglich das Fruchtfleisch reifer Früchte darf in üblichen Mengen gegessen werden.

Papaya – aktiv in einem weiten pH-Bereich

Bei vielen Therapien wird die Frage, ob der Körper oder ein Körperteil den richtigen pH-Wert hat, nicht berücksichtigt. Die Zusammenhänge von Krankheiten mit dem pH-Wert sind dabei sehr komplex.

Der pH-Wert wird auf einer Skala von 0 bis 14 gemessen und zeigt an, ob etwas sauer oder alkalisch ist. Wenn etwas sauer ist, hat es einen pH-Wert unter 7, wenn es alkalisch ist, über 7. Sauberes Regenwasser hat einen pH-Neutralwert von etwa 7.

Ein saueres Lebensmittel muss nicht sauer wirken

Man kann Pflanzen alle zum Wachsen notwendigen Nährwerte, wie Stickstoff, Kali und Phosphor, usw., geben, trotzdem werden sie nicht gut gedeihen, wenn der pH-Wert nicht stimmt. Immer mehr Menschen erkennen die Wichtigkeit dieser Zusammenhänge. Mit steigendem pH-Bewusstsein in Bezug auf unsere Nahrungsmittel nehmen aber auch Unsicherheit und falsche Schlussfolgerungen zu.

Eine Frau aus Südaustralien hat mir zum Beispiel in ihrem Leserbrief zu meinem Kombuchabuch geschrieben, dass Kombucha nicht gegen Arthritis helfen könne, da sich dieses Lebensmittel mit einem pH-Wert von etwa 3 negativ auf Arthritis auswirken müsse. Gegen diese falsche Schlussfolgerung steht einerseits die praktische Erfahrung vieler Menschen, und andererseits die Tatsache, dass ein saures Lebensmittel nicht unbedingt ein saures Milieu im Körper schaffen muss. Es wird allgemein nur von einem sauren Körper gesprochen, ohne dabei zu spezifizieren, um welche Körperflüssigkeit es sich handelt.

Wenn unser Essen verdaut wird, wird es durch verschiedene Säuren behandelt. Der Speichel zum Beispiel hat normalerweise einen pH-Wert von 7,1 und ist damit verhältnismäßig neutral, der Magensaft ist extrem sauer mit einem pH-Wert von 1,5, die Flüssigkeit der Bauchspeicheldrüse weist einen pH-Wert von 8,8 auf und ist damit alkalisch. Unser Blut hat trotz dieser krassen Unterschiede im Körper einen pH-Wert von etwa 7,4.

Schwankungen im pH-Wert können schwere Störungen mit sich bringen und im Extremfall sogar zum Tod führen.

Es mag zwar verwirrend klingen, aber saure Lebensmittel (pH-Wert unter 7) können sich alkalisch auf uns auswirken, oder alkalische Lebensmittel sauer. Es gibt zwei Gruppen von Lebensmitteln: die sauren und alkalinen und die Säuren oder Basen bildenden. Der Umkehreffekt der zweiten Gruppe macht die Sache schwierig und führt immer wieder zu Missverständnissen. Zum Beispiel hat die Limone einen pH-Wert von 1,9 (sauer), wirkt sich aber im Blut alkalisch aus. Es ist daher nicht so wichtig, zu wissen, welchen pH-Wert ein Lebensmittel hat, sondern wie es sich auf das Blut oder den Urin auswirkt.

Reifes Papayafruchtfleisch hat einen pH-Wert von 5,6. Das reife Fruchtfleisch der verwandten Berg-Papaya ist mit einem pH-Wert von 3,7 wesentlich saurer. Papaya wird als leicht sauer formendes Lebensmittel angesehen, mit einem Calcium-Phosphor-Verhältnis von 0,94 und liegt etwa im Bereich der Gurke, die ein Calcium-Phosphor-Verhältnis von 0,93 hat. Zum Vergleich: Tomaten sind stark Säure bildende Früchte mit einem Verhältnis von 0,48, Spinat auf der anderen Seite mit einem Verhältnis von 3,00 und Kuhmilch stark Basen bildend.

Die meisten Verdauungsenzyme können nur in einem sehr begrenzten pH-Bereich wirksam werden. Dass Papaya so vielen Menschen hilft, die sie zur besseren Verdauung einnehmen, mag daran liegen, dass die Verdauungsenzyme Papain und Chymopapain in einem breiten pH-Bereich aktiv sein können. Personen mit einem sauren Magen finden genauso Hilfe wie Personen mit einem verhältnismäßig alkalinen Magen.

Papaya als „Pille danach"?

In Papua-Neuguinea hörte ich das erste Mal, dass Papaya zur Geburtenkontrolle verwendet wird. Dort werden Papayafrüchte samt der Schale, den Samen, und den Blättern eingenommen, um die „Mondreinigung", sprich Menstruation herbeizuführen. Nach einem Tag bis zu einer Woche kommt es dann dazu, was im Grunde genommen nichts anderes ist als ein Schwangerschaftsabbruch im Frühstadium. Die Dosis scheint dabei eine erhebliche Rolle zu spielen. Junge Frauen, die eine zu hohe Dosis über zu lange Zeit nehmen, bekommen Berichten zufolge manchmal überhaupt keine Kinder mehr.

Ich habe bereits in meinem Buch über Kombucha gemahnt, dass schwangere Frauen, abgesehen vom reifen Fruchtfleisch, Papaya nicht bedenkenlos verwenden sollten, und möchte dies an dieser Stelle wieder tun. Dass der Zusammenhang nicht einfach von der Hand zu weisen ist, lässt sich auch aus den Ergebnissen einer britischen Forschergruppe ersehen. Das Team der Universität in Sussex, Südengland, fand heraus, dass Papain mit dem Hormon Progesteron in Wechselwirkung steht. Progesteron ist in der Gebärmutter wichtig für die Schwangerschaft und nötig für die Entwicklung des Fötus. Wenn eine schwangere Frau jeden Tag ungefähr eine Papaya isst, kann die Fehlgeburt innerhalb einer Woche eintreten, sagten die Wissenschaftler.

In vielen Ländern gilt Papaya als bekanntes Abtreibungsmittel. In Peru etwa gab mir eine Heilkundlerin diese Auskunft; auch auf der Insel Numea hörte ich viel davon. Wer in tropischen Gegenden gereist ist, der mag Ähnliches berichten können.

Krankheiten und ihre traditionelle Behandlung

Papaya kann sehr viele Krankheiten heilen. Keine Medizin darf aber als alleiniges Wunderheilmittel angesehen werden. Papaya vermag es hauptsächlich, Ernährungsfehler und deren Folgen auszugleichen. Alle Pflanzenteile, von der Wurzel bis zur Blattspitze inklusive der Blüten und Früchte, haben dabei einen hohen medizinischen Wert mit Breitspektrumwirkung.

Während es bei den meisten Früchten besser ist, wenn wir sie reif essen, verhält es sich mit der Papaya anders. Als Heilmittel wirkt die unreife Frucht wesentlich besser. Früchte, die für den langen Transport in kalte Gegenden sehr früh abgenommen werden, haben deshalb einen höheren medizinischen Wert. Man muss also nicht in den Tropen leben, um frische tropische Medizin kaufen zu können. Da die Blätter der Papaya heilkräftiger sind als das Fruchtfleisch, kann auch in Europa jeder zu Hause auf frische Papaya-Medizin zurückgreifen, wenn er eine Papaya pflanzt.

Von A bis Z

Im Nachfolgenden habe ich die Krankheiten aufgeführt, die mit Papaya in tropischen Ländern traditionell behandelt wurden. Mein Artikel „Paw Paw als Krebsmedizin" (in: Kombucha, Gesund & Fit mit dem Wunderpilz) war Auslöser für zahlreiche Leserbriefe über erfolgreiche Krebsbehandlung mit den Heilkräften der Papaya. In einigen Fällen waren die Personen von den Ärzten aufgegeben und manchmal war ihnen sogar eine nur sehr kurze Lebenserwartung prophezeit worden. Aber mit dem Einsatz von Papaya haben sie es allen Prognosen zum Trotz doch geschafft, die Krankheit abzuschütteln und wieder gesund zu werden.

Häufig haben diese Personen aber auch andere Hilfsmittel benutzt, wie z. B. Änderung des Lebensstils, Ausschaltung von negativen Einflüssen der näheren Umwelt. Wie ein altes indisches Sprichwort sagt: „Man kann alle Krankheiten heilen, aber nicht alle Patienten." Menschen müssen den eigenen Willen haben, geheilt zu werden. Unsere Einstellung zur Krankheit und zu den Heilmitteln gehört wesentlich zum Erfolg; ein noch so wirksames Medikament allein kann diese Kraft nicht ersetzen.

Wenn im Folgenden der Begriff Papaya-Diät verwendet wird, ist damit lediglich gemeint, dass Papaya öfter in den Speiseplan eingebracht werden soll. Als Papaya-Diät, um die angegebenen Krankheiten zu heilen, eignen sich die Rezepte im Kapitel Essen als Medizin (Seite 25ff.). Um die Gesundheit zu erhalten, wird das reife Fruchtfleisch gegessen und ab und zu eine junge Papayapflanze als Gemüse gekocht; weitere Variationen finden Sie ebenfalls in den Kochrezepten.

Um unnötige Ausführungen im folgenden Text zu vermeiden, werden nur die Begriffe Kompressen, Öl, Essig usw. erwähnt. Die Anwendungsmöglichkeiten dafür finden Sie u.a. in den Rezepten zur Eigenproduktion von Papaya-Medizin (Seite 65ff.).

Abgeschlagenheit

Papaya-Diät; wässriger Schalenauszug, Papaya-Essig dem Badewasser und Fußbädern zugeben.

Akne

Latex auf die befallenen Stellen tupfen. Auch eine Maske ist empfehlenswert. Die fleischige Seite der Schale wird auf die Problemstellen aufgelegt. In Essig eingelegte Papayaraspeln einmal in der Woche als Maske auflegen. Papaya-Diät; Papaya-Öl. Als Hautreinigungsmittel verdünnt man Papaya-Essig mit Wasser im Verhältnis 1:10. Hartnäckige Stellen werden mit unverdünntem Papaya-Essig betupft.

Allergien gegen Papaya

Homöopathische Papaya D6 (6x).

Allergien, allgemein

Allergien können durch unzureichende Verdauung ausgelöst werden. Papaya-Diät.

Arterienverkalkung
Papaya-Diät, Papaya-Tinktur, wässriger Schalenauszug, Papaya-Essig dem Badewasser zugeben.

Arteriosklerose
Papaya-Diät, Papaya-Tinktur, wässriger Schalenauszug.

Arthritis
Papaya-Diät, Papaya-Tinktur, Kombucha-Papaya-Konzentrat, Papaya-Essig dem Badewasser zugeben, warme Kompressen mit Papaya-Essig, Papaya-Öl.

Asthma
Das reife Fruchtfleisch mit den Samen und der Schale auf nüchternen Magen essen.

Bakterielle Erkrankungen
In Indien verwendet man die grüne Frucht. Papaya-Essig.

Blähungen
Papaya-Diät, Papaya-Tinktur, wässriger Schalenauszug, Kompressen mit Papaya-Essig, Papaya-Öl.

Blut im Urin
Tee wird aus der Wurzel zubereitet (dreimal täglich eine Tasse).

Blutdruck, zu hoher
Papaya-Diät, Papaya-Blüten-Essenz, Papaya-Essig ins Badewasser.

Blutgerinnsel nach Operation
Papaya-Diät, Papaya-Essig im Badewasser.

Blutreinigung
Papaya-Diät, Papaya-Blüten-Essenz, wässriger Schalenauszug, Kombucha-Papaya-Konzentrat, Papaya-Essig dem Badewasser zugeben.

Blut, Stillen

Latex wird in Indien als blutstillendes Mittel verwendet, indem er vorsichtig auf die Wunden gerieben wird.

Blutzucker, zu niedriger (Hypoglykämie)

Papaya-Diät, Papaya-Essig dem Badewasser zugeben, Papayatee.

Bronchitis

Die männlichen Blüten werden als Tee gekocht und mit Honig gesüßt. Jede Stunde einen Esslöffel einnehmen. Oder den Saft einer reifen Papaya warm trinken, eventuell zur Verfeinerung mit Honig oder Zucker süßen. Kompressen mit Papaya-Essig auf der Brust machen, oder mit Papaya-Öl einreiben; Papaya-Essig dem Badewasser zugeben.

Darmentzündung

Papaya-Diät, Papaya-Blüten-Essenz, Kombucha-Papaya-Konzentrat, Kompressen mit Papaya-Essig, wässriger Schalenauszug.

Darmgeschwür

Papaya-Diät, wässriger Schalenauszug, Kompressen mit Papaya-Essig, Papaya-Öl. Achtung: Überdosis an grünen Papaya vermeiden. Im Zweifelsfalle den Arzt bzw. Heilpraktiker befragen oder Homöopathische Papaya D3 (3x) verwenden.

Diabetes

Papaya-Diät, mit Samen und Schale. Papaya-Essig dem Badewasser zugeben.

Divertikulose

Langfristige Papaya-Diät soll sich positiv auf das Leiden auswirken. Achtung: nicht die Samen verzehren.

Durchfall

Papaya-Diät. In Südamerika kocht man etwa 20 Gramm der grünen Frucht oder der jungen Triebe in einem halben Liter Wasser. Zu den Hauptmahlzeiten wird jeweils eine Tasse des Tees getrunken.

Eiterung siehe Wunden

Entzündungen, äußerliche

Infektionen und eiternde Wunden werden mit frischem Latex direkt behandelt. Es werden auch dünne Scheiben der grünen Frucht oder zerquetschte Blätter verwendet.

Zur inneren Anwendung werden junge Blätter gekocht und als Gemüse gegessen, das Kochwasser wird als Tee getrunken. Kombucha-Papaya-Konzentrat, Papaya-Essig dem Badewasser zugeben, Kompressen mit Papaya-Essig, Papaya-Blüten-Extrakt. Aber Achtung: Bringen Sie keinesfalls etwas davon in die Augen!

Ekzem

Papaya-Diät, Papaya-Auflagen, Papaya-Essig dem Badewasser zugeben, Papaya-Öl.

Epilepsie

Papaya-Diät.

Fettpolster

Papaya-Diät, in erster Linie mit der grünen Frucht. Papaya-Essig dem Badewasser zugeben.

Fieber

Papaya-Diät. Bei hohem Fieber Wadenwickel mit Papaya-Essig.

Füße, entzündete

In China verwendet man gegen entzündete Füße und andere äußerliche Entzündungen einen Puder, der aus getrockneten grünen Früchten hergestellt wird.

Fußpilz

Fußbäder mit Papaya-Essig, Papaya-Öl.

Gallensteine siehe Steinleiden

Gelbsucht

Tee aus der Wurzel (dreimal täglich).

Geschwüre, äußerlich

Haut der Papaya (Fleischseite ans Geschwür). Je unreifer die Papaya ist, desto besser.

Geschwüre, innerlich

Papaya-Diät, Papaya-Blüten-Essenz, wässriger Schalenauszug, Homöopathische Papaya D3 (3x) Achtung: bei Magengeschwüren nicht zuviele unreife Papaya essen.

Gicht

Papaya-Diät, Kombucha-Papaya-Konzentrat, wässriger Schalenauszug, Kompressen mit Papaya-Essig, Baden in Papaya-Essig, Papaya-Öl.

Hämorriden

Latex behutsam auf die Problemstelle tupfen. Papaya-Öl in Watte tauchen und platzieren.

Halsbeschwerden

Aus den männlichen Blüten wird Tee zubereitet und mit Honig gesüßt. Jede Stunde einen Esslöffel einnehmen. Frischen Saft aus der reifen Papaya (ohne Samen) zubereiten und mit Honig mischen. Lässt sich auf diese Weise nicht schnell Besserung herbeiführen, sollte man den Saft einer halbreifen oder unreifen Papaya, ebenfalls mit Honig gesüßt, trinken. Kompressen mit Papaya-Essig, Gurgeln mit Essig, Papaya-Öl einmassieren.

Harnmenge, verminderte (Oligurie)

Papayasaft zubereiten und mit etwas ausgepresster Zitrone trinken. In Südamerika kocht man vier sehr junge Blätter in einem Liter Wasser und trinkt dreimal täglich eine Tasse davon zu den Mahlzeiten.

Hautflecken, braune

Latex täglich auf die Stellen tupfen. Papaya-Essig, Papaya-Öl.

Hautjucken
Die Stellen mit Latex oder mit der fleischigen Seite der Schale behandeln. Kompressen mit Papaya-Essig, Bäder, Papaya-Öl.

Herz, nervöse Störungen
Samen beim Kochen verwenden. Bei stärkeren Störungen werden sie gemahlen oder gerieben und mit Honig und Wasser eingenommen. Wenn keine Samen erhältlich sind, können auch junge Triebe und Blätter verwendet werden. Wässriger Schalenauszug, Papaya-Tee, Papaya-Essig dem Badewasser zugeben, mit Papaya-Öl die Herzgegend massieren.

Herz, schwaches
Papaya-Diät, Papaya-Blüten-Essenz, Papaya-Tee, wässriger Schalenauszug, Papaya-Essig dem Badewasser zugeben.

Heuschnupfen
Papaya-Blüten-Essenz, wässriger Schalenauszug, Inhalationen mit Papaya-Essig.

Husten, chronischer
Aus reifem Fruchtfleisch wird ein Saft hergestellt und mit Honig gesüßt, Papaya-Tinktur, Inhalationen mit Papaya-Essig, den Brustbereich und den Rücken mit Papaya-Öl massieren.

Immunsystem, Verbesserung
Papaya-Diät, Papaya-Blüten-Essenz, wässriger Schalenauszug, dem Badewasser Papaya-Essig zugeben, Massagen mit Papaya-Öl.

Keuchhusten
Verdünnte Latex trinken, Papaya-Diät, dem Badewasser Papaya-Essig zugeben, Papaya-Öl einmassieren.

Kolik
Vorbeugend: Papaya-Diät. Verdünnter Latex wird gegen Koliken eingesetzt. Papaya-Blüten-Essenz, wässriger Schalenauszug, Kompressen mit Papaya-

Essig, Papaya-Öl einmassieren. Aber achten sie auf Folgendes: Der Verzehr sehr großer Mengen ganzer Früchte (mit Samen und Schale) kann zu Koliken führen! Beraten Sie sich deshalb mit Ihrem Arzt oder Heilpraktiker über die Dosis.

Leberzirrhose

Man bereitet folgenden Saft zu: Die frischen Samen werden zermahlen und der Saft herausgequetscht. Mit etwas Zitronensaft mischen und über einen Monat hinweg 1 bis 2 Teelöffel täglich einnehmen.

Lebervergrößerung

Papaya-Diät, Auflagen.

Lymphatische Verstopfung

Grüne Papaya, als Gemüse gekocht, auf dem Speisezettel baut im Darm abgelagerte Mucoeiweiße ab und wirkt sich auf diese Weise positiv aus. Dem Badewasser Papaya-Essig zugeben, Kompressen mit Papaya-Essig, Auflagen, mit Papaya-Öl massieren.

Magenbeschwerden, allgemein

Je nach dem, ob es sich um schwere oder nur leichte Magenbeschwerden handelt, werden entsprechend die grünen oder die reifen Früchte gegessen. Die unreife Frucht ist in ihrer Wirkung stärker. Papaya-Tinktur, Papaya-Blüten-Essenz, wässriger Schalenauszug.

Magengeschwür

Reifes oder fast reifes Fruchtfleisch (etwa zu 70 Prozent gelbe Frucht) regelmäßig essen. Häufig wird auch die unreife Frucht oder Latex empfohlen, was meiner Ansicht nach aber bei zu hoher Dosis zu Komplikationen führen könnte. Also: nicht auf eigene Faust anwenden. Papaya-Blüten-Essenz, Homöopathische Papaya D3 (3x).

Magenkatarr

Getrocknete oder frische Wurzeln werden einige Minuten im Wasser gekocht. Zwei bis drei Gläser pro Tag trinken.

Magenschwäche
Papaya-Diät, Papaya-Tinktur, Kombucha-Papaya-Konzentrat, Papaya-Blüten-Essenz, wässriger Schalenauszug.

Mandeln, vergrößerte
Mehrmals täglich mit verdünntem Latex gurgeln, Tee oder Essig aus den Blättern.

Menstruation, unregelmäßige
Grünes Papaya-Fleisch als Gemüse gekocht zu sich nehmen. Die Samen und die Schale der Papaya werden in diesem Fall nicht mit verwendet. Papaya-Blüten-Essenz, wässriger Schalenauszug, Essig dem Badewasser zugeben, Unterleibsmassage mit Papaya-Öl (nochmals: Schwangere sollten besonders mit grünen Papayas vorsichtig umgehen).

Milchstimulierung, nach der Geburt eines Kindes
Reife Früchte essen oder Papaya-Saft trinken. In Südamerika wird die Brust mit dünnen Scheiben der grünen Frucht massiert. Papaya-Diät ist ein hervorragendes Tonikum, nicht nur für stillende Mütter, sondern auch für Babys.

Milz, Vergrößerung
Reifes Fruchtfleisch regelmäßig essen. In Indien verwendet man die reife Frucht ohne Samen und auch ohne Schale. Das Fruchtfleisch wird in Stücke geschnitten und für eine Woche in Papaya-Essig eingelegt. Zur Behandlung werden etwa zweimal täglich rund 20 Gramm der eingelegten Früchte gegessen.

Milzbeschwerden
Reifes Fruchtfleisch regelmäßig verzehren.

Mundhygiene
Papayablättertee nach den Mahlzeiten trinken.

Nierenkolik
Ein Stück Wurzel (etwa 10 Gramm) und zwei sehr junge Blätter (etwa

5 Gramm) des Papayabaumes in einem Liter Wasser kochen. Drei Tassen davon auf den Tag verteilt trinken. Wässriger Schalenauszug, Kompressen mit Papaya-Essig.

Nierensteine siehe Steinleiden

Pilzerkrankungen
Hautpilzerkrankungen werden mit Latex, starkem Papayablättertee oder Papaya-Essig behandelt.

Prellung
Die fleischige Seite der grünen Schale auflegen.

Rheumatismus
In Japan wird das regelmäßige Essen reifen Fruchtfleisches gegen Rheumatismus empfohlen. Warme Kompressen mit Papaya-Essig.

Ruhr
Etwa 15 bis 20 Gramm grünes Fruchtfleisch in einem halben Liter Wasser kochen. Zu den Hauptmahlzeiten eine Tasse davon trinken. Kalte Kompressen.

Schmerzen
Blätter und Schalen-Auflagen, warme Kompressen mit Papaya-Essig, Papaya-Öl.

Schuppen
Zum Vorwaschen der Haare verdünnten Papaya-Essig, gemischt mit Zitrone und Papaya-Öl, einreiben. 20 Minuten einwirken lassen, dann mit verdünntem Latex waschen. Nachspülen wieder mit verdünntem Papaya-Essig.

Schuppenflechte (Psoriasis)
Papaya-Diät, Latex, Kompressen mit Papaya-Essig, Baden in Papaya-Essig, mit Papaya-Öl einreiben. Die Frucht (mit Schale) raspeln und mit etwas Zitronensaft in einem Einmachglas einlegen. Mit einer 15-prozentigen

(150 Gramm pro Liter Wasser) Salzwasserlösung auffüllen, bis die Scheiben bedeckt sind. Die Gläser an einem kühlen Platz lagern.

Schwangerschaft

Abgesehen vom reifen Fruchtfleisch als gelegentlichem Nahrungsmittel sollte Papaya von Schwangeren gemieden werden.

Schwellungen

Latex auf die Schwellungen streichen. Man kann auch die Schale unreifer Früchte verwenden, die mit der fleischigen Seite auf die Schwellung gelegt wird. Kompressen mit Papaya-Essig.

Sexuelles Verlangen

Tägliche große Mengen sehr reifen Fruchtfleisches können – manchen Berichten zufolge – einen dämpfenden Einfluss auf das Sexualverlangen haben. Normale Portionen Papaya auf dem Speisezettel dagegen sollen ausgleichende bzw. bei Personen mit Verdauungsstörungen anregende Wirkung haben. Wässriger Schalenauszug.

Sodbrennen

Die reife Frucht essen oder ihren Saft trinken.

Steinleiden

Papaya-Diät. Berichten zufolge sollen sich durch die Einnahme von Papaya über einen längeren Zeitraum hinweg kleine Steine, kleine Gallen- und Nierensteine auflösen.

Stillende Mütter siehe Milchstimulierung

Stress

Papaya-Diät, Papaya-Blüten-Essenz, wässriger Schalenauszug, Papaya-Essig dem Badewasser zusetzen, Papaya-Öl-Massagen.

Tuberkulose

Papaya-Diät.

Übergewicht
Papaya-Diät, wässriger Schalenauszug, Kombucha-Papaya-Konzentrat, Bäder mit Papaya-Essig, Massagen mit Papaya-Öl.

Unverträglichkeit von Milchprodukten
Papaya-Diät, wässriger Schalenauszug.

Urin, Verringerung des pH-Wertes
Papaya-Diät.

Verbrennungen
Latex auf die Wunden geben. Meiner Meinung nach ist aber die einfachste, billigste, schnellste und wirksamste Methode frischer Urin. Wer sich davor scheut, sollte im Haus einen Blumentopf mit einer Aloe Vera haben, deren geleeartiger, heilender Saft dann sofort zur Verfügung steht.

Verdauungsstörungen
Papaya-Diät, wässriger Schalenauszug, warme Kompressen mit Papaya-Essig, Kombucha-Papaya-Konzentrat.

Verletzungen
Latex auf die verletzte Stelle streichen. Es wird auch Puder, den man aus gemahlenen oder zerquetschten Samen herstellt, verwendet.

Verschleimung
Papaya-Diät, wässriger Schalenauszug.

Verstopfung
Papaya-Diät, Kombucha-Papaya-Konzentrat, Papaya-Blüten-Essenz, den Bauch mit Papaya-Öl massieren.

Warzen
Mehrmals täglich die Warze mit frischem Latex betupfen. Die Warze wird dadurch langsam abgetragen. Natürlich gibt es außer Papaya noch weitere Hausmittel: Hilfreich ist auch eine Bananenschale, die mit der weichen In-

nenseite auf die Warze gelegt (eventuell festbinden) und mehrmals täglich erneuert wird.

Wehenmittel

In Asien schmiert man Latex auf den Gebärmuttermund, um die Wehen einzuleiten.

Wunden, vereiterte

Auf vereiterte Wunden zerquetschte Blätter wie ein Pflaster binden. Stark vereiterte Wunden sollten erst mit Latex behandelt werden.

Würmer und alle anderen Darmparasiten

Papaya auf dem Speisezettel, wie in den Rezepten angegeben, reicht in den meisten Fällen aus, um „wurmfrei" zu bleiben. Hartnäckige Würmer erfordern manchmal konzentrierte Anwendungen. Die bekannteste Methode ist die Einnahme von etwa 20 zerquetschten Papaya-Samen, die, zusammen mit der gleichen Gewichtsmenge Honig in einem Glas warmen Wasser getrunken werden. Man nimmt diesen Trunk vier Tage lang ein. Die Samen enthalten Caricin, wodurch die Würmer ausgeschieden werden. In sehr vielen Ländern werden Blätter gegen Würmer im Darm gegessen. Das Alkaloid Carpain in den Blättern vernichtet manche Würmer, andere werden ausgeschieden.

In Indien, wo man häufig mit hartnäckigen Darmparasiten zu kämpfen hat, wird eine Radikalkur folgendermaßen zubereitet: ein Löffel Latex, ein Löffel Honig, und vier Löffel heißes Wasser. Man rührt diese Zutaten gut um und trinkt die Mischung auf leeren Magen. Danach kann normal gegessen werden. Zwei Stunden nach der Einnahme der Wurmkur nimmt man eine Mischung aus 50 ml Rizinusöl und 300 ml warmer Milch ein.

Diese Behandlung nötigenfalls noch zwei bis drei Tage fortsetzen, natürlich in verschiedener Intensität. Kinder zwischen sechs und zwölf Jahren nehmen nur die Hälfte der obigen Dosis, für Kinder unter drei, vier Jahren wird nur ein Teelöffel davon verwendet.

Zahnhygiene

Nach den Mahlzeiten Papayablättertee trinken.

Zahnschmerzen

Die innere Rinde des Baumes an der schmerzenden Stelle langsam und vorsichtig kauen.

Papaya als Krebsmedizin?

Auf den medizinischen Wert der Blätter bei Krebs wurde ich zuerst durch Zeitungsartikel aufmerksam; unter anderem fand ich einen Bericht über die Heilung einer 74-jährigen Frau, bei der Blasenkrebs diagnostiziert wurde. Diese Frau wurde zwar sofort operiert, aber das Geschwür konnte im Krankenhaus von Brisbane nicht ganz entfernt werden. Drei Monate musste sie daraufhin bis zur nächsten Behandlung überbrücken. Während dieser Zeit bereitete sie sich täglich Tee aus den Blättern der Papaya; als sie keine mehr zur Verfügung hatte, benutzte sie die Haut der Frucht, die sie trocknete und dann ebenfalls kochte. Als sie schließlich zum Arzt ging, konnte dieser überraschenderweise keine Wucherung mehr feststellen. Auch eine Kontrolluntersuchung vier Monate später bestätigte dieses Ergebnis.

Mittlerweile häufen sich die Berichte, dass Krebskranke durch die Einnahme von fermentiertem Papaya-Blatt-Konzentrat geheilt wurden. Aufgrund dieser Meldungen wurde es sehr populär, Papaya auch bei schwersten Erkrankungen zu verwenden; ein regelrechter Ansturm auf die Pflanze wurde ausgelöst. Jedoch ist es nicht ganz einfach, an frische Blätter zu gelangen. Zwar sind in dieser Hinsicht die tropischen Länder im Vorteil, der auch durch eine Aufzucht im Gewächshaus nicht völlig ausgeglichen werden kann. Aber selbst in Äquatornähe ist es oftmals schwierig, frische Papaya-Blätter genau zum richtigen Zeitpunkt zu bekommen. Die Wirksamkeit einer Pflanzenmedizin hängt jedoch in erster Linie von ihrer Frische ab. Außerdem hält sich der Papaya-Extrakt nicht allzu lange: Nach etwa drei Tagen im Kühlschrank wird er trübe, beginnt zu gären und kann nicht mehr verwendet werden.

Das erste Anti-Krebs-Rezept

Stan Sheldon ist der Mann, der das von Aborigines entdeckte Papaya-Blatt-Rezept als erster erfolgreich gegen seinen Lungenkrebs anwendete. Kurz gefasst lautet es folgendermaßen: Frische Papayablätter (mit den Stielen) werden zwei Stunden lang in einem Topf gekocht. Dann werden die Blätter abgesiebt und der Auszug in Flaschen gefüllt (ausführlich ist das Rezept auf Seite 65 wiedergegeben).

José Perko, ein Papaya-Pionier

In vielen Ländern der Erde ist australisches Papaya-Konzentrat erhältlich. Es ist eine Entwicklung von José Perko, dem es gelungen ist, die Haltbarkeit des frischen Papaya-Blatt-Extrakts durch ein über Jahre hinweg verbessertes Fermentierungsverfahren zu erhöhen. Dieses Konzentrat ist im Vergleich zum frischen Tee auch leichter absorbierbar. Darüber hinaus mischt José verschiedene Heilkräuter zu der Papaya und erzielt ein noch größeres Heilspektrum.

Seine Geschichte verdient darum wenigstens eine kurze Erwähnung. José schon immer an der Natur und der Heilung mit natürlichen Mitteln interessiert. Über 15 Jahre lebte er wie ein Einsiedler und widmete sich hauptsächlich seinen Meditationen. Seit 1973 beschäftigt er sich intensiv mit Papaya. 1992 begann er, die von ihm entwickelten Mischungen auch zu verkaufen. Dafür verwendet er Blätter, Früchte und Samen, die im Kombucha-Brauverfahren veredelt werden.

José Perko ist ein sehr bescheidener Mann, der es nicht als seinen eigenen Verdienst ansieht, ein wichtiges Heilmittel entwickelt zu haben. Er schreibt dies seiner Führung zu, die er während seiner Meditationen erhalten hat. Der entscheidende Grund für seine Beschäftigung waren Berichte von Krebskranken, die den Geschmack und den Geruch von frisch hergestelltem Papaya-Blatt-Extrakt nicht vertrugen (wie auch die Geschichte von Robert auf Seite 62f. zeigt). Das vergorene Papaya-Blatt-Konzentrat ist für die meisten bekömmlicher und obendrein benötigt man nicht alle zwei bis drei Tage frische Blätter. So kann man Engpässe der Versorgung eher umgehen und handelt dennoch ganz nach dem Spruch von Hippokrates: „Lasst das Essen Eure Medizin sein“.

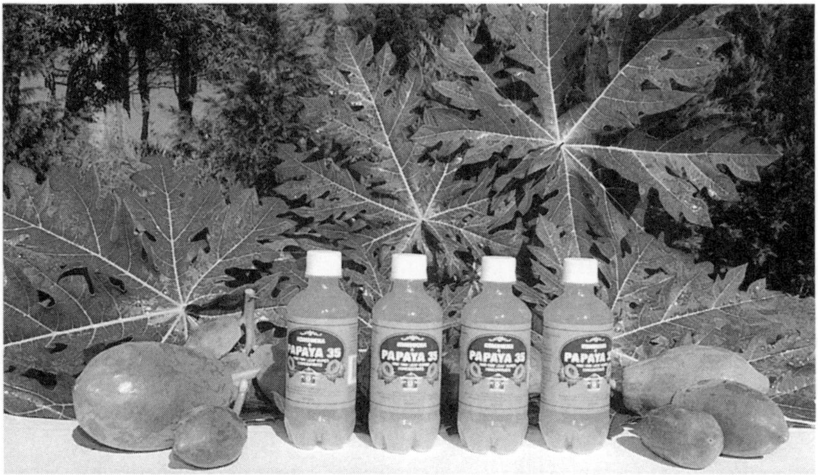

Das Papaya-Blatt-Konzentrat hat bereits vielen Krebskranken geholfen

Gleichgültig, ob als Tee aus frischen Blättern oder als Konzentrat: Papaya hat Vielen auf erstaunliche Art und Weise geholfen. Mit der Zeit habe auch ich viele Briefe erhalten, die dies bezeugen. Beispielhaft seien hier einige wiedergegeben; den folgenden schrieb N. C. aus Sydney:

Ungefähr vor drei Jahren wurde mein Schwiegervater nach einem Angina-Anfall ins Krankenhaus eingeliefert und musste eine Reihe von Herzuntersuchungen über sich ergehen lassen. Schließlich haben sich die Ärzte für eine Bypass-Operation entschieden. Während dieser Untersuchungen wurde ein Schatten an der Lunge entdeckt, der sich als schnell wachsender Lungenkrebs herausstellte. Mein Schwiegervater war sein ganzes Leben lang ein starker Raucher; zum Zeitpunkt der Diagnose war er 65 Jahre alt. Aber die Herzoperation stand kurz bevor: Jegliche Behandlung des Geschwürs in der Lunge hätte Walters Leben stark gefährdet. Deshalb konnten die Ärzte den Krebs nicht operativ entfernen. Erst drei Monate nach der Herzoperation wurde Walter über einen Monat lang täglich mit Radium behandelt. Durch diese Bestrahlungen wurde der Krebs wenigstens zum Stillstand gebracht. Walter hat dann angefangen, das ihm wärmstens empfohlene Papaya-Kombucha-Konzentrat anzuwenden. Drei Monate lang nahm er konsequent Papaya 50 ein. Dann stand die nächste Untersuchung an. Der Arzt war überrascht und sehr zufrieden mit seiner Entwicklung. Der Arzt wusste nicht, dass Walter das Papaya-Konzentrat einnahm. Aber er sagte: „Was auch immer Sie machen, machen Sie es weiter, Sie sehen gut aus.“ Der Krebs in der Lunge war in dieser Zeit nicht weiter gewachsen. Wiederum drei Monate später hatte Walter einen Termin beim Arzt. Dieser ließ Röntgenaufnahmen vornehmen, um den Krebs zu untersuchen: Das Geschwür hatte sich immer noch nicht vergrößert. Und Walter nahm weiter konsequent das Papaya-Konzentrat ein. Drei Monate später unterzog er sich noch einmal Röntgenuntersuchungen, mit dem selben positiven Ergebnis. Das Resultat der nächsten Röntgenuntersuchung nach einem weiteren Vierteljahr war sensationell – das Geschwür schien sich verkleinert zu haben. Der behandelnde Arzt konnte sich dies nicht erklären. Nur sechs Monate später war der Krebs besiegt. Nicht der geringste Schatten war auf Walters Röntgenaufnahmen zu sehen. Nun ist es ungefähr drei Jahre her, dass der Lungenkrebs diagnostiziert wurde. Die Ärzte hatten anfangs eine wirklich deprimierende Prognose gestellt: Sie gaben Walter im günstigsten Fall noch zwei Jahre zu leben. Heute ist er fit und fühlt sich absolut wohl. Nur mit einem Emphysem hat er noch etwas Probleme, denn natürlich machen sich die vielen Jahre Rauchen bermerkbar. Auch jetzt nimmt Walter noch täglich das Papaya-Konzentrat ein, das ihm so sehr geholfen hat.

Nicht ganz so eindeutig ist die Erfahrung von Robert. Er hatte lange gewartet, bevor er wegen seiner Schmerzen zum Arzt ging. Als dieser einen Darmkrebs diagnostizierte, wurde Robert sofort operiert. Das war vor rund drei Jahren. Weil er zuviel Zeit hatte verstreichen lassen, hatte der Krebs schon auf die Leber übergegriffen. Dann hörte Robert von der Behandlung mit Papaya und bereitete sich Tee nach dem Papaya-Blatt-Rezept (siehe Seite 60 bzw. 65). Von dem Konzentrat nahm er dreimal täglich 100 ml.

Allerdings musste er sich ziemlich überwinden, weil es ihm überhaupt nicht schmeckte. Solange er es einnahm, lag sein Blutwert zwischen 4,5 und 7 (nach dem CEA-Test hat ein gesunder Mensch einen Wert unter 5). So blieb es über 18 Monate. Als er dann das Konzentrat absetzte, stieg der Wert sofort auf um die 85. Sein Arzt hatte ihm nämlich gesagt, dass die Papaya-Enzyme durch Kochen zerstört würden. Genau auf diese Enzyme hatte er die Besserung aber zurückgeführt. Das war im Oktober 1997. Auf die Frage, ob vielleicht auch andere Bestandteile für den Erfolg von Papaya verantwortlich sein könnten, erwiderte er, dass er das Konzentrat wieder einnehme und der Wert mittlerweile – nachdem er zwischen 65 und 90 schwankte – auf 60 gesunken ist. Im Moment ist er etwas verunsichert und probiert Verschiedenes aus. Im Gespräch teilte er meine Meinung, dass man die Blätter nicht kochen soll, sondern dass es besser ist, sie zu fermentieren. Aber er muss seinen eigenen Weg finden, wie jeder.

Karl wiederum hat mir folgenden Brief über seine positive Erfahrung mit Papaya geschrieben.

Ich hatte schon länger ein Muttermal auf meinem Rücken, das sich dann auf einmal ausbreitete. Im März 1996 ging ich zum Arzt. Dieser stellte ein Melanom fest. Gleich am darauffolgenden Tag wurde ich operiert. Eine weitere Operation folgte im Juli desselben Jahres. Meine rechte Seite wurde von der Achselhöhle bis zur Hüfte aufgeschnitten. Einige Wucherungen in der Magengegend wurden entfernt. Jedoch entstanden weitere unter dem Arm, am Rücken und im Schritt. Man machte mir keinerlei Hoffnungen, der Krebs hatte sich überall ausgebreitet. Ich war am Ende, ohne Widerstandskraft. Und es wurde noch schlimmer. Im Juli wucherte ein weiteres großes Geschwür im Schritt und an drei anderen Stellen: im Darm, im Gehirn und an der Brust. In meiner Verzweiflung nahm ich Kombucha ein, erst mit einigen Papaya-Blättern und dann das Kombucha-Papaya-Konzentrat 35. Dazu verwendete ich Kolloidal Silber (eine Silberlösung ohne Nebenwirkungen, die in Australien als Ersatz für Antibiotika sehr populär ist). Dreimal täglich nahm ich es zu mir. Nur einige Tage verstrichen, und schon änderte sich alles zum Guten. Ich fühlte mich pudelwohl, war voller Energie und kam mit sehr wenig Schlaf aus. Dies ist seither nicht anders. Meinen Facharzt habe ich vor drei Tagen besucht (im Oktober 1997). Er konnte es nicht glauben – mein Krebsgeschwür im Schritt war nur noch halb so groß wie vor einem Monat bei der letzten Untersuchung. Ich sagte ihm lediglich, dass ich meine Ernährung völlig umgestellt hätte. Was ich wirklich gemacht habe, erfuhr er nicht, denn die meisten Ärzte glauben nicht an so etwas. Auch während der Bestrahlung hatte ich nicht die gleichen Schwierigkeiten wie andere Krebspatienten. Bei mir blieb jede sonst übliche Nebenwirkung aus. Die vorgeschriebene Medizin habe ich entweder nicht eingenommen oder kürzer als verordnet. Wie es zu der Besserung kommt, ist den Ärzten ein Rätsel. Ich sagte ihnen, dass ich ihnen mein Geheimrezept später verraten würde. Ich bin davon überzeugt, dass mir das Kombucha-Papaya-Konzentrat geholfen hat, denn meine übrige Ernährung hat sich kaum geändert. Ich nehme nur zusätzlich Leinsamenöl, Celtic-Salz und Kolloidal Silber. Und es geht mir so gut wie noch nie in meinem Leben.

Diese Erfahrungen lassen sich sicher nicht einfach übergehen. Jedoch sollten Sie auf keinen Fall die Verordnungen Ihrer Ärzte ignorieren. Reden Sie offen mit Ihnen. Viele werden zumindest nichts dagegen haben, wenn Sie Papaya-Konzentrat begleitend einnehmen. Aber auf jeden Fall lässt sich die Empfehlung einer zunehmenden Zahl von Krebspatienten mit gutem Gewissen weitergeben: Betroffene sollten es doch einmal mit der Papaya-Therapie versuchen.

Hautkrebs

Auch zur äußerlichen Behandlung von Krebs ist Papaya geeignet. In erster Linie wird Latex angewendet. In einigen tropischen Ländern verwenden Eingeborene nur das gequetschte Blatt, das durch die klebrige Milch auf der betreffenden Stelle haften bleibt und immer wieder frisch aufgelegt wird.

Eigenproduktion von Papayamedizin

Das traditionelle Papaya-Blatt-Rezept

Man braucht sieben mittelgroße Papayablätter, nicht zu alt und nicht zu jung. Die Blätter sollten gut gewaschen und leicht abgetrocknet sein. Sie werden dann, ähnlich wie Kraut, in kleine Stücke geschnitten, in einen Topf mit zwei Litern Wasser gegeben und ohne Deckel etwa zwei Stunden bei schwacher Hitze gekocht, bis das Wasser zur Hälfte verdampft ist (man kann die Stiele mit verwenden). Anschließend werden die Blätter abgesiebt, die Flüssigkeit wird in Glasbehälter verteilt. Das Konzentrat kann im Kühlschrank drei bis vier Tage gelagert werden. Danach wird es jedoch trüb und sollte nicht mehr verwendet werden. Auch zum Kombuchabrauen eignet es sich und wird dann gerne mit grünem Tee oder anderen, auch medizinischen Tees gemischt. Durch die Kombuchafermentation werden nämlich die Heilwerte der Papayablätter auf einem natürlichem Weg konserviert.

Eine empfehlenswerte Dosis sind dreimal täglich 50 ml des Konzentrats (nach Originalrezept). Das Konzentrat kann auch mit Fruchtsäften gemischt werden. Wenn das Papaya-Konzentrat mit anderen Tees zusammen fermentiert wird, wird die Dosis im Verhältnis berechnet, z. B. wenn 1 Liter Papaya-Konzentrat und 1 Liter Grüntee zusammen fermentiert werden, ist eine Dosis von dreimal täglich 100 ml empfehlenswert.

Meine Meinung ist abweichend vom traditionellen Rezept folgende: Zur Behandlung sollten ungekochte Blätter verwendet werden, die im Kombucha-Brauverfahren hervorragend konservieren lassen.

Blüten-Essenz

Papaya-Essenzen können aus jedem Teil der Pflanze gewonnen und bei Geschwüren und Problemen mit dem Blut eingesetzt werden. Ebenso werden Kompressen aus allen Pflanzenteilen gegen Infektionen angewandt. Bei Magen- und Darmproblemen finden zerkleinerte Samenkörner Verwendung, sowie das Fruchtfleisch zur Balancierung des Magensäurespiegels. Eine aus allen Pflanzenteilen hergestellte Essenz wird gegen Stress- und Herzprobleme empfohlen. Das Grundrezept kommt von den bekannten Blüten-Essenzen; man kann es aber nicht nur für Blüten, sondern auch für andere Pflanzenteile verwenden. Man füllt einen Tontopf (bitte nicht mit bleihaltiger Lackierung) mit reinem Wasser (Wasser aus der Leitung ist nicht rein). Es muss nicht unbedingt ein Tontopf sein, man kann auch ein neues Einweckglas verwenden. Für Blütenessenzen nimmt man die Blüten, die bei den verschiedenen Krankheiten empfohlen werden, und legt sie ins Wasser; den Behälter stellt man in die Sonne und lässt das Licht auf die Blüten und das Wasser wirken.

Jan Trenorden, eine Spezialistin für Blütenessenzen, hat die ursprüngliche Methode weiterentwickelt, indem sie auch andere Pflanzenteile integriert. Für ihre Essenzen nimmt sie nicht, wie sonst üblich, die Pflanzenteile von der Pflanze ab und legt diese ins Wasserglas, sondern hängt das Glas an die Pflanze und biegt das Pflanzenteil vorsichtig hinein, damit es im Glas einwirken kann. Man nimmt bei Bedarf einmal täglich drei Tropfen unter die Zunge. Wie bei homöopathischer Medizin wird die Essenz nicht sofort geschluckt, sondern möglichst lange im Mund behalten.

Homöopathische Papaya

Man kann verschiedene homöopathische Papaya-Medizin selbst herstellen. Ihr Vorzug ist, dass sie keinesfalls bitter schmeckt. Am einfachsten dürfte homöopathischer Papaya-Latex sein, der auch besonders lange hält.

Wie macht man homöopathischen Papaya-Latex?

Für die meisten empfiehlt es sich, Papaya D3 (3x) herzustellen. Homöopathischen Papaya-Latex D6 (6x) verwendet man gegen Papaya-Allergien. Gegen Papaya-Pollenallergien werden homöopathische Pollen D6 (6x) hergestellt.

Homöopathische Verdünnungen berechnet man in D1, D3, D6 oder sogar in D30. Natürlich sind auch Verdünnungen dazwischen möglich, wie D12 oder ähnlich. Die Bezeichnung D3 zum Beispiel bedeutet, dass ein Tropfen Papaya-Latex in tausend Tropfen anderer Flüssigkeit, wie z. B. destilliertem Wasser oder Alkohol, enthalten ist. D3 steht für „Dilution“ (Verdünnung) und ist gleichbedeutend mit 3x.

Es ist nicht sehr schwierig, eine homöopathische Verdünnung selbst herzustellen. Um beispielsweise 100 Milliliter D3 herzustellen, braucht man drei Flaschen, die jeweils 100 ml fassen können. Man füllt jede der drei Flaschen mit 90 ml destilliertem Wasser. Zur besseren Haltbarkeit kann man in die dritte Flasche Branntwein, Obstler oder auf 40 Prozent verdünnten Alkohol geben. Die Mengen misst man am leichtesten mit einer Aufziehspritze (erhältlich in der Apotheke).

Der ersten Flasche gibt man nun 10 ml Papaya-Latex bei. Diese Flasche wird verschlossen und 50-mal sehr stark geschüttelt, indem man sie am besten auf die andere Handfläche schlägt oder auf ein Telefonbuch. (Manche Homöopathen empfehlen, 30-mal zu schütteln). Das gute Schütteln ist sehr wichtig. Diese Mischung wird nun D1 oder 1x genannt.

Nun nimmt man von der ersten Flasche 10 ml heraus und füllt diese in die zweite Flasche. Abermals wird 50-mal (bzw. 30-mal) kräftig geschüttelt. Diese Flasche hat nun D2 oder 2x. Wiederum werden von der D2-Flasche 10 ml entnommen, der dritten Flasche zugegeben und 50-mal fest geschüttelt. Der Inhalt der dritten Flasche ist nun die D3-Medizin, die in einer dunkelbraunen Glasflasche gut verschlossen und kühl gelagert werden sollte.

Homöopathen empfehlen, dreimal täglich drei bis zehn Tropfen unter der Zunge einzunehmen und so spät wie möglich zu schlucken, um die Wirkung voll auszunutzen.

Tee

Papaya-Tee wird wie jeder andere Kräutertee zubereitet. Man trinkt nach dem Essen eine Tasse zur besseren Verdauung. Papaya-Tees schwanken im Preis enorm. Billige Tees werden aus jungen grünen Baumspitzen hergestellt, die mit der ersten Blüte ausgedünnt werden. Gute Tees aus jungen Blättern sind zwar teurer, aber dafür ergiebiger und kommen meist aus biologischem Anbau.

Tinktur

Wegen ihres hohen medizinischen Wertes empfiehlt es sich, aus der Schale eine Tinktur herzustellen, man kann dafür aber auch junge Blätter verwenden. Man schält eine reife Frucht, lässt etwas Fruchtfleisch an der Schale und gibt diese in ein frisches (!) Glas. Dann Alkohol darüber schütten, bis alle Schalen bedeckt sind. Das Glas etwa vier bis sechs Wochen lang täglich kräftig schütteln. Man kann die Schalenteile dann entweder abfiltern oder aber auch im Glas lassen: Der Wert der Tinktur wird dadurch nicht negativ beeinflusst. Man kann sie zur besseren Verdauung einnehmen, oder daraus homöopathische Papayaschale herstellen (siehe dazu Seite 66f.). Als Alkohol verwendet man Cognac, Wodka, Obstler, oder auf 40 Prozent verdünnten reinen Alkohol.

In Salz eingelegte Papaya

Die Frucht (mit Schale) in dünne Scheiben schneiden oder raspeln; dann mit Zitronensaft in ein Einmachglas einlegen. Mit einer dreiprozentigen (30 Gramm pro Liter Wasser) Salzwasserlösung auffüllen, bis die Scheiben bedeckt sind. Die Gläser dann zur Reifung an einem kühlen Platz lagern.

Wässriger Schalenauszug

Papaya ist eine hochwirksame Pflanze: Eine Überdosierung über längere Zeit sollte darum vermieden werden. Die Schale der reifen Frucht hat enorme Heilkraft. Man schält die Frucht ähnlich wie Kartoffeln, lässt etwas Fruchtfleisch an der Schale, gibt die Schalen in ein Glas und füllt soviel Wasser in das Glas, dass die Schalen vollständig bedeckt sind.

Der Glasbehälter sollte nicht fest verschlossen, sondern nur mit einem Tuch abgeschlossen sein, das man mit einem Gummiring oben am Glasrand befestigt. Auf diese Weise kommen keine Insekten hinein. Für 24 Stunden wird nun das Glas in natürliches Licht gestellt. Selbst, wenn es ein bedeckter Tag ist, reicht das Sonnenlicht aus. Auch über Nacht soll möglichst Mondlicht einwirken, das bekanntlich reflektiertes Sonnenlicht ist. Nach 24 Stunden ist das Getränk gebrauchsfertig.

Blätter- und Schalenauflagen

Für eine Kompresse werden junge Blätter oder die Schalen zerquetscht und erhitzt und auf die zu behandelnden Stellen gelegt oder gebunden.

Essig

Dünn geschnittene Papayastreifen oder geraspelte Stücke der ungeschälten Frucht können in Essig eingelegt werden. Dazu füllen Sie ein Einmachglas zu zwei Dritteln. Gießen Sie soviel Essig dazu, bis alles bedeckt ist. Papaya-Essig ist lange haltbar. Nach mindestens 4 Wochen Lagerung wird der Essig bei Bedarf abgesiebt. Papaya-Essig ist nicht nur gesund: Wie anderer Essig ist er auch ein guter Helfer im Haushalt.

Baden in Papaya-Essig

Einem Wannenbad werden ein bis zwei Tassen Papaya-Essig zugegeben, Fußbädern eine viertel Tasse.

Kompressen mit Papaya-Essig

Die äußerliche Anwendung von Heilmitteln wird häufig unterschätzt. Kompressen wirken durch die Haut, ohne die Verdauung zu belasten. Man mischt $^1/_4$ Liter Papaya-Essig mit $^3/_4$ Litern Wasser und tunkt ein Baumwolltuch hinein. Dieses wird dann leicht ausgewrungen und auf die Problemstelle gelegt oder gebunden. Mit einer Plastikfolie über der Kompresse verhindert man, dass der Essig in die falsche Richtung einzieht. Ein größeres, trockenes Handtuch wird über die Kompresse gelegt, um Auskühlung zu vermeiden.

Latex

Latex wird normalerweise frisch verwendet und kann nur ein paar Tage lang im Kühlschrank gelagert werden. Es wird manchmal empfohlen, Glyzerin zuzusetzen, um die Haltbarkeit zu verlängern. Die verdauungswirksame Kraft von Latex soll dadurch nicht beeinträchtigt werden. Ich persönlich bin Zusätzen gegenüber eher skeptisch und bevorzuge die Vergärungsmethode.

Öl

Man schneidet Blätter und Schale in kleine Stücke und gibt sie in einen Topf (nicht aus Aluminium). Olivenöl darüber schütten, bis alle Stücke bedeckt sind. Für fünf Minuten wird das Öl nun zum Sieden gebracht, dann ein bis zwei Tage stehen gelassen, bevor es ausgepresst wird. Zum Auspressen kann man ein Tuch nehmen.

Puder

Papaya-Puder wird in Australien aus biologisch angebauten jungen Papaya-Blättern hergestellt. Man verwendet den Puder für Tee, wobei man ihn mitrinkt und nicht, wie bei normalen Tees, wegschüttet. Papaya-Puder wird sehr vielfältig gebraucht: Auch für Salate oder zur Körper- und Schönheitspflege ist er gut.

Papaya für die Schönheit

Wer gesund ist, hat schöne Haut. Wer unter einer schlechten Verdauung leidet, hat nicht unbedingt eine gute Hautfarbe. Frauen (nicht nur!) geben viel Geld aus, um unreine Haut, Fältchen und ungesunde Hautfarbe mit kosmetischen Mitteln zu behandeln. Dadurch wird das Problem aber nicht gelöst und häufig sogar verschlimmert, weil die Haut nicht mehr richtig atmen kann. Papaya ist ein vorzügliches Hautpflege- und Reparaturmittel. Alte abgestorbene Hautzellen, Flechten und Schuppen können durch Papaya entfernt und kleine Fältchen gestrafft werden. In Ausnahmefällen kann längere Anwendung konzentrierter Mittel bei Personen mit empfindlicher Haut zu Reizungen führen. Wer dazu neigt, sollte also achtsam sein und möglichst bald zu einer normal-intensiven Pflege übergehen.

Altersflecken

Latex oder die Innenseite der nicht vollreifen Frucht möglichst regelmäßig auf die Flecken auftragen.

Falten

Durch alte Hautzellen werden kleine Fältchen tiefer. Papaya-Auflagen, Papaya-Öl, Latex und Papaya-Puder bauen alte, abgestorbene Hautzellen ab und glätten die Haut.

Haut, großporige

Mit verdünntem Papaya-Essig waschen oder Kompressen auflegen.

Haut, rauhe

Indianer behandeln rauhe Haut mit der Schale der reifen Frucht, indem sie die Innenseite zum Einreiben verwenden.

Haut, unreine

Als Hautreinigungsmittel verdünnt man Papaya-Essig mit Wasser im Verhältnis 1:10.

Hornhaut

Latex, zerquetschte Blätter oder die fleischige Seite der grünen Schale wiederholt auf die betreffenden Stellen auftragen. Fußbäder mit Papaya-Essig.

Pickel siehe Akne (Seite 47)

Sommersprossen

Latex oder die Innenseite der grünen Frucht auf die Flecken reiben bzw. legen. Langfristig ist es angebracht, die Stellen mit verdünntem Papaya-Essig feucht zu halten.

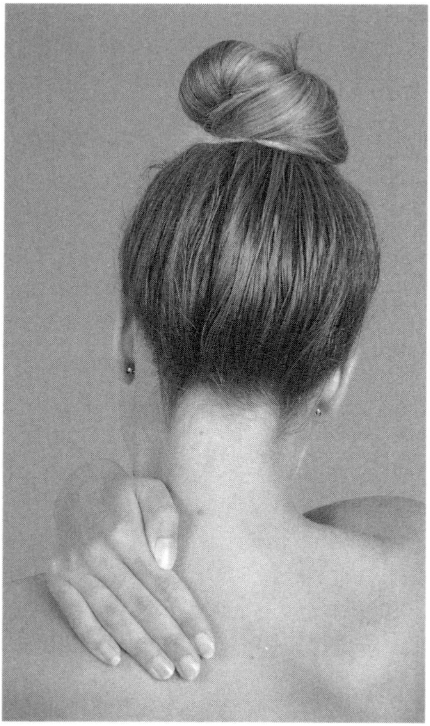

Fühlbar schöne Haut: Bereits durch den Genuss von Papaya wird sie rein und weich

Papaya-Kosmetik selbst hergestellt

Die folgenden Rezepte, die jeder zu Hause sehr preisgünstig zusammenmischen kann, stammen von Juta Stepanovs. Sie hat einige Heil- und Hautpflegemittel für die Firma Kneipp Cure in Australien entwickelt (Adresse siehe Seite 76).

Gesichtswässer, -masken und Öle

Hautreiniger

40 g reiner Honig
3 ml Olivenöl
2 ml Weizenkeimöl
5 ml Papaya-Saft

Zweimal täglich anwenden. Auf die feuchte Haut auftragen und sanft in die Haut einmassieren. Danach mit Wasser abspülen, mit dem Handtuch nicht zu heftig rubbeln.

Hautwasser

10 ml Papaya-Essig
70 ml Rosenwasser
20 ml Lavendelwasser

Zweimal täglich anwenden. 15 bis 20 Tropfen des Wassers in die Hände geben und die Haut damit einstreichen.

Hautmaske

20 g weiße Heilerde
20 g feine Haferflocken
5 g Ringelblumenpuder
5 g Papaya-Puder (getrocknete Papaya gemahlen)

Einmal pro Woche anwenden. Einen Teelöffel des Puders mit genügend Wasser mischen, bis eine weiche Paste entsteht (etwa wie Pfannkuchenteig). Mit einem Kuchenpinsel auf die Haut auftragen, die Augen aussparen. Maske trocknen lassen. Mit lauwarmen Wasser abspülen. Das Gesicht anschließend mit Hautwasser und Feuchtigkeitsöl pflegen.

Feuchtigkeitsöl

30 ml Papaya-Öl
20 ml Ringelblumenöl
5 ml Hagebuttenöl
5 ml Mandelöl

Zweimal täglich (am Besten morgends und abends) über längere Zeit anwenden. Jeweils 10 bis 20 Tropfen davon sanft in die Haut einmassieren.

Frische Papaya für's Gesicht

¼ frische Papaya
1 TL Honig
1 rohes Ei
1 TL frische Sahne
1 TL Papaya-Öl

Einmal pro Woche auf die gut gereinigte Haut auftragen. Etwa 10 bis 15 Minuten einwirken lassen. Mit lauwarmen Wasser gut abspülen. Anschließend Reinigungswasser und Feuchtigkeitspflege anwenden.

Vollbäder

Erfrischungsbad

½ TA Papaya-Essig
5 ml Papaya-Öl
3 Tropfen Lavendelöl-Essenz
2 Tropfen Orangenöl-Essenz

Erst nach Einlaufen des Wassers Zutaten hineingeben, da sonst zuviel verdampft. Optimal ist es, wenn Sie für 10 bis 15 Minuten in der heißen Badewanne bleiben und sich völlig entspannen. Sie fühlen sich danach wie neu geboren!

Schmerzlinderndes Bad

½ TA Papaya-Essig
5 ml Papaya-Öl
3 Tropfen Lavendelöl-Essenz
2 Tropfen Rosmarinöl-Essenz

Gegen Schmerzen und zur Muskelentspannung, z. B. nach dem Sport ist dieses Bad sehr zu empfehlen. Übrigens: Wenn Sie statt der Rosmarinöl-Essenz die gleiche Menge Zedernholzöl-Essenz verwenden, nehmen Sie ein vorzügliches Anti-Stress-Bad.

Weitere Verwendungen

Papaya macht Fleisch zart

Fleisch wird zarter, wenn man Papayablätter mitkocht.

Als Fleckenentfernungsmittel

Als Seifenersatz kann man Latex oder gequetschte Blätter verwenden. Nach dem Einreiben wieder auswaschen. Selbst hartnäckige, eingetrocknete Blutflecken können damit entfernt werden.

Als Milchgerinnungsmittel

Papaya-Fruchtfleisch ist ein hervorragendes Milchgerinnungsmittel.

Als Gewürz

Frische und getrocknete Papayasamen werden wie Pfeffer gerieben bzw. gemahlen und Speisen zugegeben. Ein frisches Papayakorn schmeckt annähernd wie die grünen Samen der Brunnenkresse.

Papaya und Spiritualität

Pflanzen spielen in tropischen Naturreligionen eine große Rolle. Als Pflanzen der Götter bezeichnet man die Pflanzen, die in Ritualen benützt werden. Nicht selten sind diese Pflanzen narkotisch, andere sind rein medizinisch. Im Zusammenhang mit den spirituellen Werten von Kräutern hat sich Gurudas in ihrem Buch „Flower Essences and Vibrational Healing“ auch mit Papaya befasst. Gurudas sieht die Papaya als Pflanze der kompletten Auflösung, Vereinigung und Befreiung an. Papaya räumt mit unnötigem Ballast auf und macht Platz für Gutes und Wertvolles. Gurudas betrachtet die Papaya als guten Empfänger für Energie. Auch in der astrologischen Kräuterkunde hat man sich mit Papaya beschäftigt. Papaya ist eine Pflanze des Mondes, ebenso wie das Kraut, die Wasserkresse und die Weide.

Bezugsquellen und weitere Informationen

Informationen aller Art

Internationaler Arbeitskreis zur Erforschung und Förderung traditioneller Heilweisen, Ostenmeer 37, 31515 Wunstorf/Steinhude, Tel.: 05033/89 14, Fax: 05033/91 18 79

Harald W. Tietze Publishing, P.O.B. 34 Bermagui NSW 2546, Australia

Importvertrieb für Papaya Super-Konzentrat

Rüdiger O. Schlegel, Arndtstraße 8, 57072 Siegen, Tel. + Fax 0271/249 86

Brigitte Versand, Karl-Heinz Häberle, Johannisstr. 118, 73614 Schorndorf, Tel.: 07181/732 92, Fax: 07181/750 33

Fa. Pador, Hermannshofstr. 18, CH-8595 Altnau, Tel.: 071-695 11 51

Herstellung von Papayamedizin und anderen Naturheilmitteln

Hersil Laboratories, Ave. Recolector Industrial 140, Ate Vitarte, Lima, Peru, Fax: +51/14/374936.

Herstellung von Papayaprodukten für Gesundheit und Schönheit

Kneipp Cure Pty. Ltd. P.O.B. 755, Dapto NSW 2530, Tel: +61-42-61 19 80, Fax: +61-42-61 41 08 (Deutschsprachig).

The Kombucha House, 7 Climax Court, Canungra Qld. 4275 Tel.: +61/7/55 43 51 06, Fax: +61/7/55 43 52 63

ATE Importvertrieb von Papayaprodukten für Gesundheit & Schönheit, Am Graben 3, 84048 Mainburg, Tel: 08751-53 83, Fax: 08751-44 74.

Vertrieb von Kombucha-Wärmeplatten

Kombucha Heating Panel Quickheat, P.O.B. 8017, 92 Awatea Rd. Halswell, Christchurch, Neuseeland

Literatur

Aihara, H., *Acid & Alkaline*, George Ohsawa Macrobiotic Foundation, Oroville, 1986

Bakhru, H. K., *Foods that Heal: The Natural Way to Good Health*, Orient Paperbacks, Neu Delhi, 1996

Chaitow, Leon, *Probiotics: the revolutionary „friendly bacteria" way to vital health and well-being*, Thorsons Publishers Limited, Wellingborough, 1990

Cilento, R. Dr., *Heal Cancer*, Hill of Content, Melbourne, 1993

Eliot, R. & De Paoli, C., *Kitchen Pharmacy*, Tiger Books International, London 1994

Foster, T., *Pawpaw growing*, Division of Agricultural Services, NSW (Australien) 1991

Grieve, M., *A Modern Herbal*, Tiger Books International, London, 1994

Gurudas, *Flower Essences and Vibrational Healing*, Brotherhood of Life, New Mexico, 1987
- *The Spiritual Properties of Herbs*, Cassandra Press, San Rafael, 1988

Hooke, F., *Pawpaw*, Newsletter extract from IACVF, Nr. 86, 06/93, Melbourne, 1993

Lucas, R., *Nature's Medicines*, First Award Printing, New York, 1974

McCandless, L., *Cornell University and the University of Hawaii Introduce the First Genetically Engineered Fruit Crop*, Report v. 23.09.1996, New York State Agricultural Experiment Station, 1996

O'Hare, P., *Growing Papaws in South Queensland,* DPI, Queensland, 1994

Pedersen, M., *Nutritional Herbology,* A Reference Guide to Herbs, Wendell W. Whitman Company, Warsaw, 1992

Popenoe, W., *Manual of tropical and subtropical fruits,* Macmillan, New York, 1974

Readers Digest, *Magic in Medicine of Plants,* Surry Hills, 1994

Rose, J., *Herbs & Things,* Putnam Publishing Group, New York, 1983

Saha, N. N., *Fruit and Vegetable Juice Therapy,* B. Jain Publishers New Delhi, 1996

Tankard, G. J., *Rare and exotic tree fruit for the Australian home garden,* Thomas Nelson, Victoria , 1987

Tietze, W. H., *Herbal Teaology,* PHREE Books, P.O. Box 34 Bermagui 2546, Australien, 1996
- *Kombucha, Gesund & Fit mit dem Wunderpilz,* mvg-Verlag, Landsberg am Lech, 1996
- *Shivambu, Urin – das heilige Wasser,* mvg-Verlag, Landsberg am Lech, 1997
- *Spirulina, Micro Food-Macro Blessings,* PHREE Books, P.O.B. 34 Bermagui 2546, Australien, 1996

Vogel, A. Dr., *Der kleine Doktor,* Wilhelm Heyne Verlag, München, 1952

Whitman R. J., *Patient`s Guide to Body Electronics,* Kavera Rarotonga, Cook Islands, 1994

Willard, T. Ph.D., *Textbook of Advanced Herbology,* Wild Rose College of Natural Healing, 1992

Zimmermann, D. R., *Zimmermanns Complete Guide to Nonprescription Drugs,* Visible Ink Press. Detroit, 1993

Register

Eine Auswahl aus dem Verlagsprogramm

RAT UND WISSEN

Bewerbung/Karriere

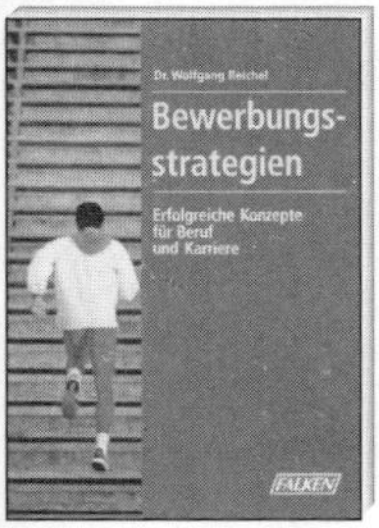

Bewerbungsstrategien
1027-3, von Dr. W. Reichel, 128 S., kart.
DM 14,90

Legale Bewerbungstricks
60325-2, von V. S. Rottmann, 96 S., kart.
DM 12,90

Lebenslauf und Bewerbung
60007-5, von H. Friedrich, 112 S., kart.
DM 9,90

Vorstellungsgespräche
60012-1, von H. Friedrich, 144 S., kart.
DM 11,90

Berufsstart für Hochschulabsolventen
1482-1, von Dr. W. Reichel, 144 S., kart.
DM 19,90

Testtrainer Einstellungstests
4999-4, von Dr. W. Reichel, 136 S., geb.
DM 15,–
(limitierter Sonderpreis)

Arbeitszeugnisse
1444-9, von A. Nasemann, 136 S., kart.
DM 16,90

Rechtsratgeber für Arbeitnehmer
60258-2, von U. Teschke-Bährle, 160 S., kart.
DM 16,90

Selbständigkeit und freie Mitarbeit
1891-6, von T. Hammer, Dr. W. Kiefl, 144 S., kart.
DM 19,90

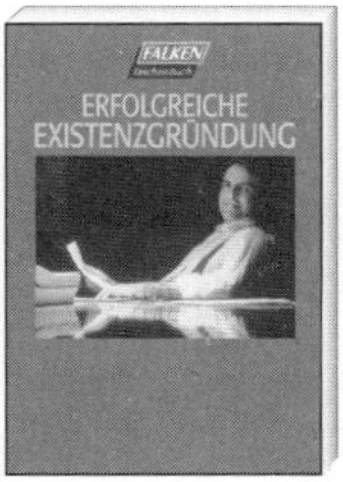

Erfolgreiche Existenzgründung
60285-X, von N. Rentrop, 192 S., kart.
DM 19,90

FALKEN Reihe: FALKEN & PITMAN MANAGEMENT
Ausstattung: zwischen 184 S. und 248 S., Broschur
Preis: **DM 39,90**
4972-2 Die ersten 100 Tage als Chef
4973-0 Erfolgreiches Zeitmanagement
4976-5 Richtig delegieren
4971-4 Erfolgreiche Verhandlungstaktiken

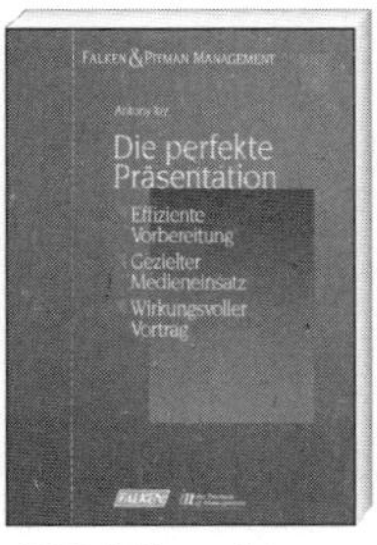

4975-7 Die perfekte Präsentation
4974-9 Meetings erfolgreich steuern
7331-3 Marketing – eine Einführung
7329-1 Erfolgreich im Management
7330-5 Basiswissen für Führungskräfte
7328-3 Mitarbeitermotivation durch Empowerment

Schule/Beruf/ Lernhilfen

FALKEN Reihe: Schülerhilfe
Ausstattung: zwischen 64 S. und 172 S., kartoniert
Preis: zwischen **DM 14,90** und **DM 24,90**

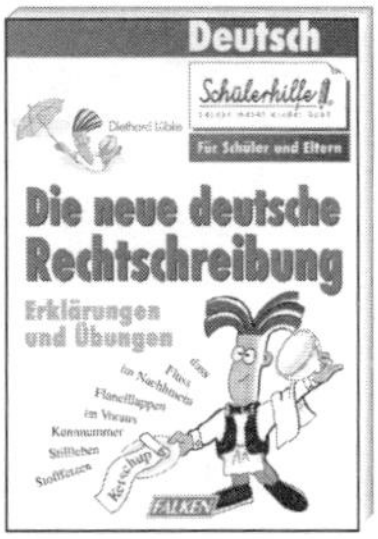

1834-7 Die neue deutsche Rechtschreibung
1625-5 Deutsche Grammatik I
1710-3 Deutsche Grammatik 2
1571-2 Diktate und Ergänzungsübungen
1626-3 Aufsatz
1623-9 Bruchrechnen
1569-0 Geometrie
1709-X Prozent- und Zinsrechnung
1570-4 Gleichungen und Ungleichungen
1888-6 Wurzeln und Potenzen
1624-7 English Pronouns
1574-7 English Tenses
1784-7 If-Clauses & Co.

Handbuch Mathematik
4964-1, von W. Scholl, R. Drews, 848 S., geb.
DM 69,90

Gedächtnistraining mit Eselsbrücken
60060-1, von W. Ettig, 96 S., kart.
DM 12,90

Erfolgreich im Beruf mit NLP
60288-4, von K. Grochowiak, S. Haag, 104 S., kart.
DM 12,90

Buchführung leicht gefaßt
60091-1, von H. R. Pohl, 104 S., kart.
DM 12,90

Schreiben lernen mit Schreibmaschine und PC
60055-5, von O. Fonfara, 112 S., kart.
DM 9,90

Kostenrechnung leicht gemacht
4826-2, von D. Machenheimer, 240 S., geb.
DM 39,90

Recht/Wirtschaft/ Steuern

Was kostet mein Recht?
60234-5, von J. Mosler, 104 S., kart.
DM 12,90

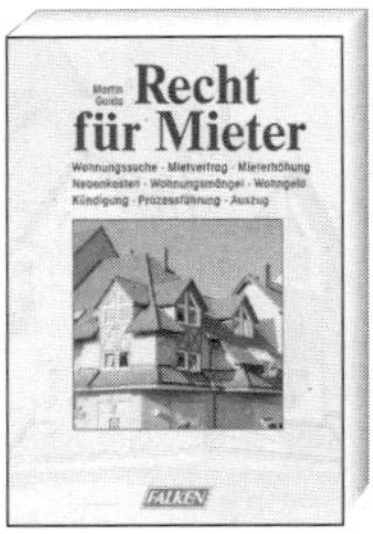

Recht für Mieter
1932-7, von M. Gaida, 304 S., kart.
DM 29,90

Stand der Preise 01.09.1997 · Änderungen vorbehalten / *unverbindliche Preisempfehlung

RAT UND WISSEN

Der FALKEN Bauherren-Ratgeber
4888-2, von W. Jung, B. W. Klöckner, 352 S., kart.
DM 39,90

Ihr Recht als Vermieter
60243-4, von R. Richter, P. J. Schneider, A. Pollert, 208 S., kart.
DM 16,90

BAföG
60017-2, von A. Mengeringhausen, 296 S., kart.
DM 19,90

Eheverträge
60037-7, von T. Münster, 226 S., kart.
DM 19,90

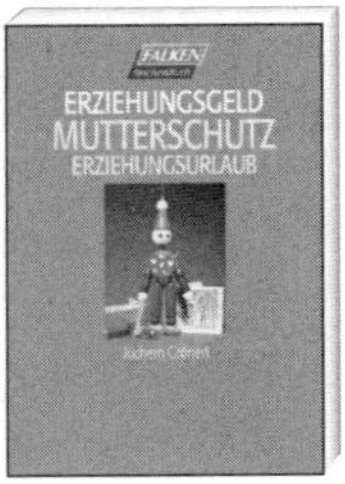

Erziehungsgeld, Mutterschutz, Erziehungsurlaub
60014-8, von J. Grönert, 192 S., kart.
DM 19,90

Scheidung und Unterhalt
60015-6, von T. Drewes, 220 S., kart.
DM 19,90

Wie hoch wird meine Rente?
60209-9, von K. Möcks, A. Schmitt, 160 S., kart.
DM 16,90

Erbschaftsteuer aktuell
60324-4, von W. Ludwig, 128 S., kart.
DM 14,90

Testament und Erbschaft
4139-X, von T. Drewes, R. Hollender, 296 S., geb.
DM 36,–

Keine Angst vor dem Finanzamt
60064-4, von H. Vogt, 132 S., kart.
DM 16,90

Korrespondenz und Rhetorik

Geschäftliche Briefe
60001-6, von G. Briese-Neumann, 120 S., kart.
DM 12,90

Briefe und Reden für den Trauerfall
1789-8, von U. Wetter, 112 S., kart.
DM 16,90

Modernes Redetraining
1575-5, von Prof. Dr. R. Brehler, 120 S., kart.
DM 16,90

Körpersprache
60096-2, von H. Rückle, 96 S., kart.
DM 12,90

Reden für Familienfeiern
60281-7, von G. Kurz, 112 S., kart.
DM 12,90

Lebensstil und Umgangsformen

Farbberatung für die Wohnung
4743-6, von G. Watermann, 128 S., geb.
DM 49,90

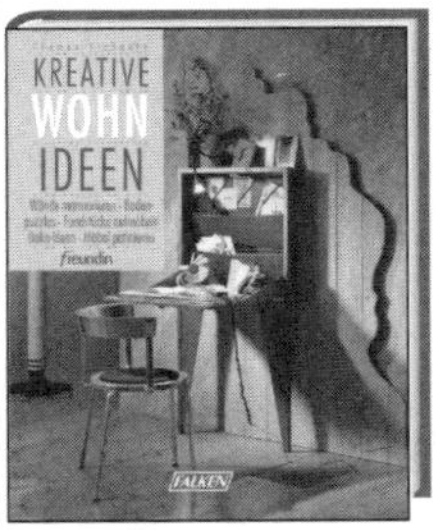

Kreative Wohnideen
4889-0, von T. Eichhorn, 128 S., geb.
DM 39,90

388 Frisuren
4969-2, von M. Rüdiger, R. v. Samson, 128 S., geb.
DM 29,90

Krawatten
7319-4, von F. Chaille, 180 S., geb., mit Schutzumschlag
DM 89,90

Tücher und Schals
1898-3, von E. Weber-Lorkowski, 48 S., kart.
DM 14,90

Moderne Umgangsformen
4814-9, von I. Wolff, 256 S., geb.
DM 39,90

Der gute Ton im Privatleben
60097-0, von R. Bartels, 104 S., kart.
DM 12,90

Feste feiern

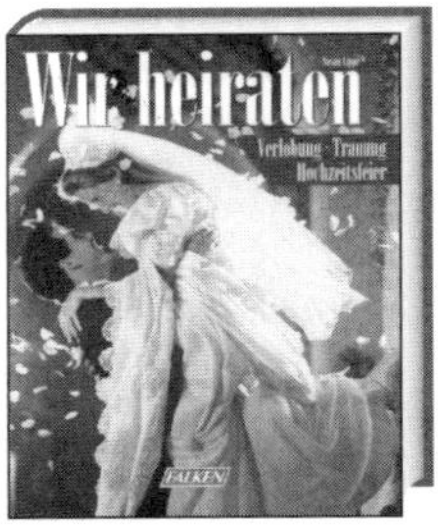

Wir heiraten
4863-7, von S. Lippe, 160 S., geb.
DM 39,90

Hochzeitsfeste mitgestalten
1790-1, von A. Wilke, B. Haß 104 S., kart.
DM 19,90

Tischdekorationen für die Hochzeit
1825-8, von H. Grob, A. Henseler u.a., 64 S., kart.
DM 19,90

Blumenschmuck für das Brautpaar
4881-5, von H. Grob, A. Henseler u.a., 80 S., geb.
DM 29,90

Neue Hochzeitsreden
60158-6, von S. Harland 112 S., kart.
DM 12,90

Feste feiern
4825-4, von C. Kast, 128 S., geb.
DM 39,90

Die neue Glückwunschfibel
60031-8, von R. Christian-Hildebrandt, 106 S., kart.
DM 9,90

Astrologie/Esoterik

Kinderhoroskop
60242-6, von W. Noé, 152 S., kart.
DM 14,90

Liebes-Horoskop
60297-3, von W. Noé, 128 S., kart.
DM 12,90

Chinesisches Horoskop
60006-7, von G. Haddenbach, 86 S., kart.
DM 9,90

Das Indianische Horoskop
60294-9, von W. Noé, 128 S., kart.
DM 14,90

Tarot für alle Decks
60235-3, von B. A. Mertz, 144 S., kart.
DM 14,90

I Ging
60253-1, von R. Sorrell, A. M. Sorrell, 224 S., kart.
DM 19,90

Reiki
60247-7, von B. Glaser. U. Vogt, 128 S., kart.
DM 14,90

Traumdeutung
60045-8, von G. Haddenbach, 172 S., kart.
DM 12,90

Geheimlehren
60236-1, von N. Drury, G. Tillet, 144 S., kart.
DM 16,90

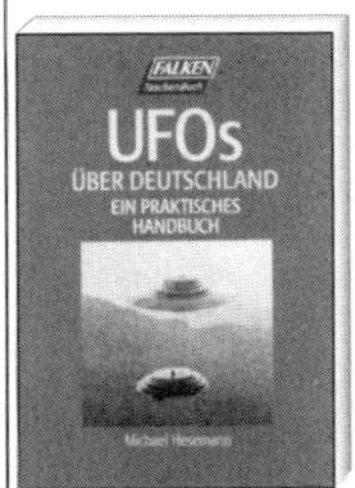

UFOs über Deutschland
60319-8, von M. Hesemann 208 S., kart.
DM 19,90

ISBN-Bestandteil: 3-8068- / bei Buchnummern, die mit der Ziffer 6 beginnen, lautet der ISBN-Bestandteil: 3-635-

Auto/Führerschein

Der neue Verwarn- und Bußgeldkatalog
60292-2, von F. Littek,
126 S., kart.
DM 12,90

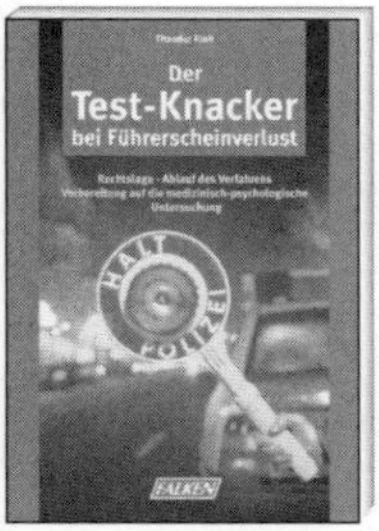

Der Test-Knacker bei Führerscheinverlust
1262-4, von T. Rieh,
120 S., kart.
DM 19,90

Prüfungsfragen und Prüfungsbogen für den Führerschein Kl. 3
1490-2, 104 S., kart.
DM 19,90

Trennkost

Trennkost für 1 Person
4851-3, von U. Summ,
112 S., geb.
DM 29,90

Trennkost leichtgemacht für Berufstätige
4890-4, von U. Summ,
128 S., geb.
DM 29,90

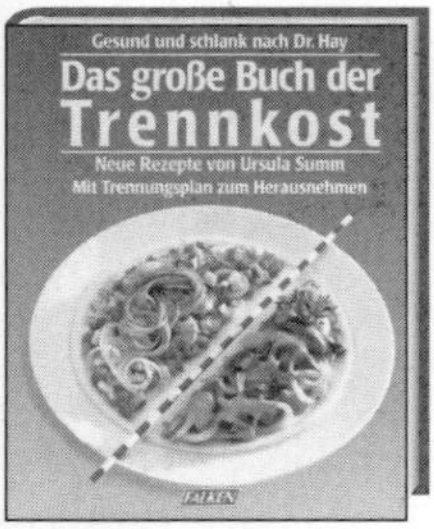

Das große Buch der Trennkost
4498-4, von U. Summ,
128 S., geb.
DM 29,90

Das Beste aus Ursula Summs Trennkost-Küche
4985-4, von U. Summ,
160 S., geb.
DM 29,90

Trennkost aus ärztlicher Sicht
60259-0, von Dr. med.
T.-M. Heintze, 84 S., kart.
DM 12,90

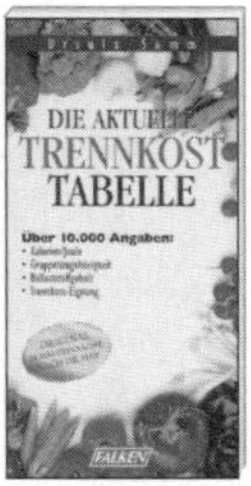

Trennkost-Tabelle
1871-1, von U. Summ,
80 S., Flexcover
DM 14,90

Länderküche

Italienische Küche
4830-0, von M. Kaltenbach,
R. Simeone, 224 S., geb.,
mit Schutzumschlag
DM 49,90

Chinesische Küche
7304-6, von H. Fu-Lung,
224 S., geb., mit Schutzumschlag
DM 49,90

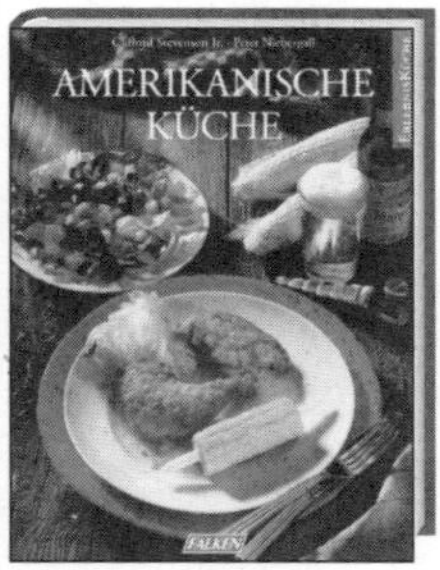

ErlebnisKüche: Amerikanische Küche
7308-9, von C. Stevenson Jr.,
P. Niebergall, 128 S., geb.,
mit Schutzumschlag
DM 39,90

ErlebnisKüche: Thailand
4945-5, von B. Aepli,
128 S., geb., mit Schutzumschlag
DM 34,90

ErlebnisKüche: Englische Landhausküche
4981-1, von D. Watkins,
J. J. Watkins, 128 S., geb.,
mit Schutzumschlag
DM 39,90

Kochen

Unsere Kochschule
4959-5, von M. Kaltenbach,
F. W. Ehlert, 306 S., geb.
DM 25,– (limitierter Sonderpreis)

FALKEN Reihe: ErlebnisKüche
Ausstattung: 128 S., geb.,
mit Schutzumschlag
Preis: **DM 34,90**
4944-7 Nudeln
4946-3 Raclette und heißer Stein
7315-1 Fondues
4984-6 Aufläufe und Gratins
4982-X Salate

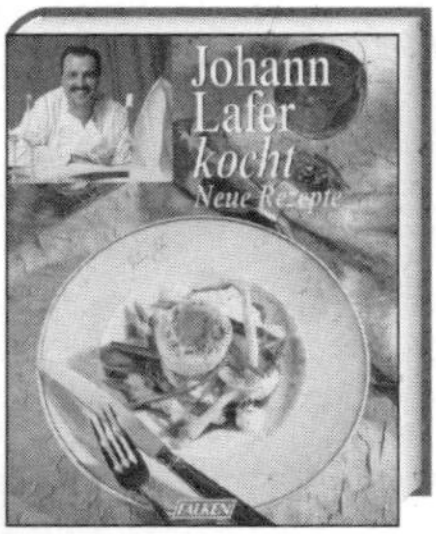

Johann Lafer kocht – Neue Rezepte
7306-2, von J. Lafer,
160 S., geb.
DM 39,90

Johann Lafer kocht mit Kräutern und Gewürzen
7302-X, von J. Lafer,
128 S., geb.
DM 29,90

Preiswert kochen
60025-3, von E. Fuhrmann,
136 S., kart.
DM 12,90

Rezepte mit Joghurt, Kefir & Co.
60068-7, von G. Volz,
104 S., kart.
DM 12,90

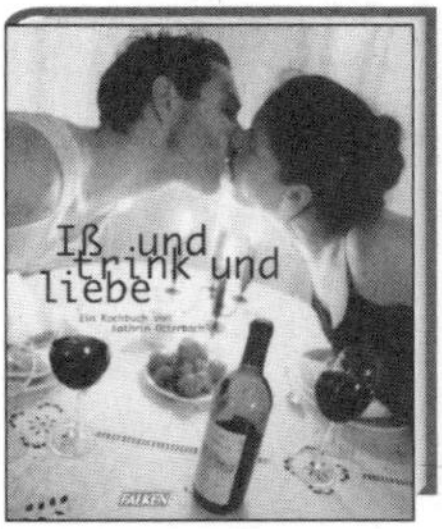

Iß und trink und liebe
7303-8, von K. Ottenbach,
72 S., geb., mit Schutzumschlag
DM 49,90

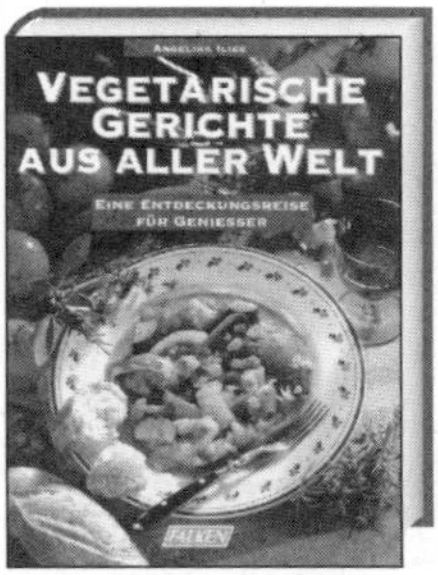

Vegetarische Gerichte aus aller Welt
4977-3, von A. Ilies, 224 S.,
geb., mit Schutzumschlag
DM 49,90

Vollwertküche für Genießer
4815-7, von Prof. Dr. C.
Leitzmann, H. Million,
256 S., geb.
DM 39,90

Das Bioland-Kochbuch
4979-X, von S. v. Küster,
128 S., geb.
DM 29,90

Getränke

FALKEN Mixbuch
4733-9, Hrsg.: P. Bohrmann,
560 S., geb.
DM 39,90

Weinlexikon
4942-0, von Dr. H. Ambrosi,
384 S., geb.
DM 39,90

Mein Hobby Wein
7309-7, von R. Kriesi,
128 S., geb.
DM 34,90

KREATIVES GESTALTEN · SPIELE UND DENKSPORT

Heimwerken/Technik

FALKEN Reihe: Do it yourself
Ausstattung: zwischen 80 S., und 104 S., kart.
Preis: **DM 19,90**
1665-4 Reparaturen in Haus und Garten
1159-8 Betonieren, Mauern, Fliesen
1857-6 Bäder ausbauen und modernisieren
1118-0 Sanitärinstallationen
1799-5 Fliesen liegen
1855-X Tapezieren und Streichen
1841-X Dachausbau
1308-6 Alarmanlagen
1859-2 Elektroarbeiten
1716-2 Sicherheit an der Haustür
1717-0 Umweltbelastungen

14983-8 **Heimwerken**
von T. Pochert, 416 S., geb.
DM 49,90

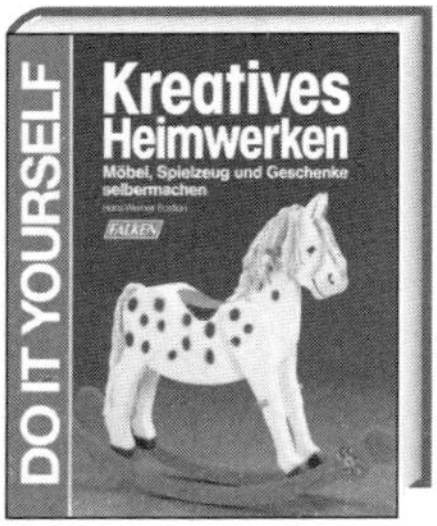

4997-8 **Kreatives Heimwerken**
v. H.-W. Bastian, 256 S., geb.
DM 49,90

Foto/Video

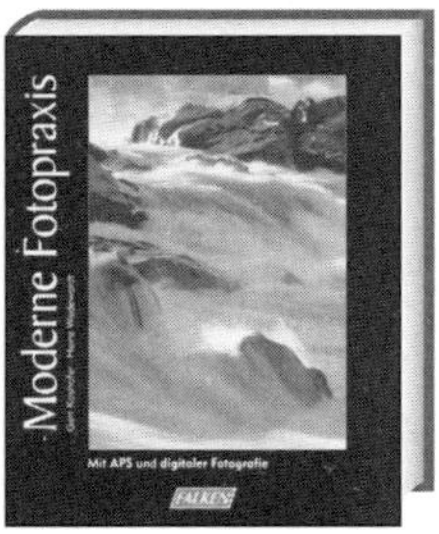

Moderne Fotopraxis
7310-0, von G. Koshofer, Prof. H. Wedewardt, 240 S., geb.
DM 49,90

Videofilmen wie ein Profi
4506-9, von T. Pehle, 232 S., geb.
DM 45,–

Zeichnen und Malen

Kreativ zeichnen
4688-X, von B. Bagnall, 176 S., geb.
DM 39,90

Aquarellmalerei
4529-8, von Prof. W. Wrisch, 136 S., geb.
DM 39,90

Kalligraphie
1044-3, von I. Schade, 80 S., kart.
DM 19,90

Airbrush
1133-4, von C. M. Mette, 80 S., kart.
DM 19,90

Seidenmalerei

Lexikon der Seidenmalerei
4737-1, von K. Huber, 208 S., geb.
DM 49,90

Einführung in die Seidenmalerei
0611-X, von R. Henge, 88 S., kart.
DM 19,90

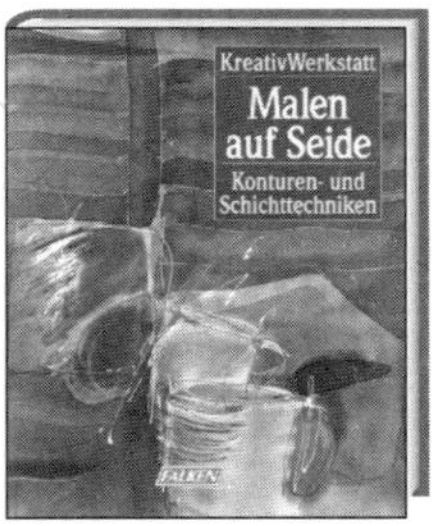

Malen auf Seide
4941-2, von C. Köhl, Shahida
112 S., geb.
DM 29,90

Aquarellieren auf Seide
4842-4, von Shahida, 112 S., geb.
DM 39,90

Verschiedene Techniken

Alles aus Wellpappe
1430-9, von I. Kasperek, 64 S., kart.
DM 19,90

Geschenke individuell verpacken
1113-X, von P. Jansen, 80 S., kart.
DM 19,90

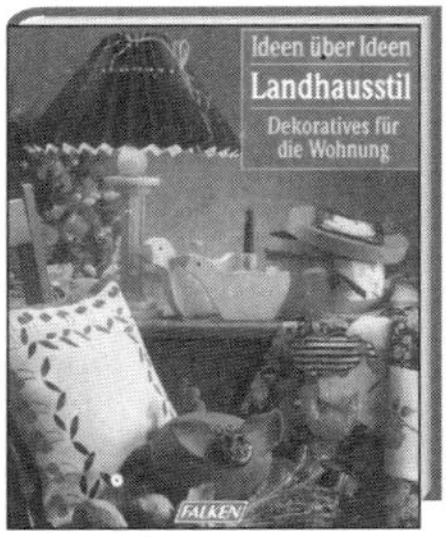

Landhausstil
7332-1, 128 S., geb.
DM 34,90

Artischockentechnik
1682-4, von M. von Perbandt, K. Teuber, 64 S., kart.
DM 19,90

Patchwork und Quilt
4803-3, von I. Kahmann u.a., 112 S., geb.
DM 29,90

Nähen
4709-6, von S. von Rudzinski, 176 S., geb.
DM 39,90

Perfekt Stricken
4821-1, von H. Jaacks, 224 S., geb.
DM 39,90

Töpfern ohne Scheibe
0896-1, von A. Riedinger, 80 S., kart.
DM 19,90

Dekorieren und Gestalten mit Naturmaterialien
4748-7, von E. Dommershausen u.a., 128 S., geb.
DM 29,90

Stempeln
1823-1, von E. Metz, P. Läpple, 80 S., kart.
DM 19,90

Freundschaftsbänder
1720-0, von A. Neeb, E. Walch u.a., 64 S., kart.
DM 19,90

Bücher, Alben, Schachteln selbermachen
4772-X, von P. Baumgartner, 96 S., geb.
DM 29,90

Geldgeschenke und Geschenkgutscheine
1684-0, von S. Haenitsch-Weiß, 64 S., kart.
DM 19,90

Einladungs-, Tisch- und Menükarten
1302-7, von S. Haenitsch-Weiß, 80 S., kart.
DM 19,90

Spiele/Denksport

Bridge für Einsteiger
1691-3, von B. Ludewig, 104 S., kart.
DM 16,90

Doppelkopf
1828-2, von U. Vohland, 96 S., kart.
DM 16,90

Kartenspiele
7333-X, von M. Mala, 176 S., geb.
DM 29,90

Kartenspiele für eine Person
1689-1, von M. Fuchs, R. Luwisch, 80 S., kart.
DM 16,90

Poker
60225-6, von C. D. Grupp, 112 S., kart.
DM 12,90

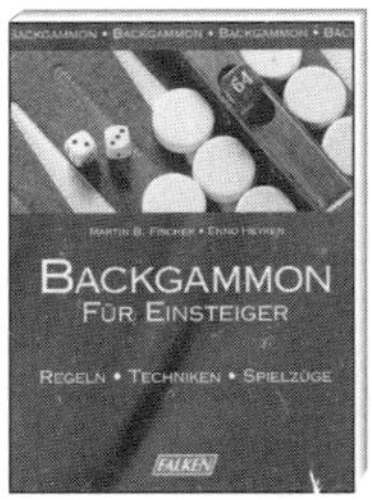

Backgammon für Einsteiger
1690-5, von M. B. Fischer, E. Heyken, 104 S., kart.
DM 16,90

ISBN-Bestandteil: 3-8068- / bei Buchnummern, die mit der Ziffer 6 beginnen, lautet der ISBN-Bestandteil: 3-635-

Aromatherapie
1131-8, von K. Schutt,
96 S., kart.
DM 14,90

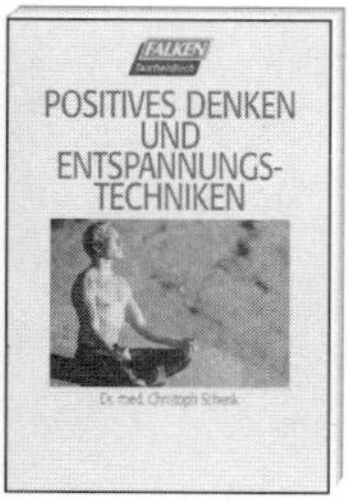

Positives Denken und Entspannungstechniken
60305-8, von Dr. med.
C. Schenk, 112 S., kart.
DM 12,90

Sport

FALKEN Reihe: Ratgeber für Reiter
Ausstattung: zwischen 128 S.
und 176 S., geb.
Preis: zwischen **DM 29,90**
und **DM 39,90**
4797-5 Ich will reiten lernen
4845-9 Junge Pferde selbst ausbilden
4792-4 Reiten im Gelände

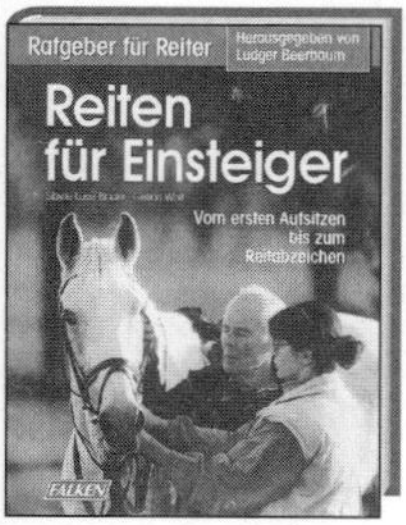

4871-8 Reiten für Einsteiger
4716-9 Reiten auf Gangpferden
4949-8 Wie verstehe ich mein Pferd?

FALKEN Reihe: Golf Praxis
Golf für Einsteiger
Buch: 4798-3, von O. Heuler,
160 S., geb.
DM 36,–
Video: 6209-5, VHS,
ca. 45 Min.
DM 49,95*

Der Schwung
Buch: 4784-3, von O. Heuler,
128 S., geb.
DM 29,90
Video: 6180-3, VHS,
ca. 45 Min.
DM 49,95*

Das kurze Spiel
Buch: 4799-1, von O. Heuler,
128 S., geb.
DM 29,90
Video: 6181-1, VHS,
ca. 45 Min.
DM 49,95*

Fehler & Korrekturen
Buch: 4872-6, von O. Heuler,
144 S., geb.
DM 39,90
Video: 6182-X, VHS,
ca. 45 Min.
DM 49,95*

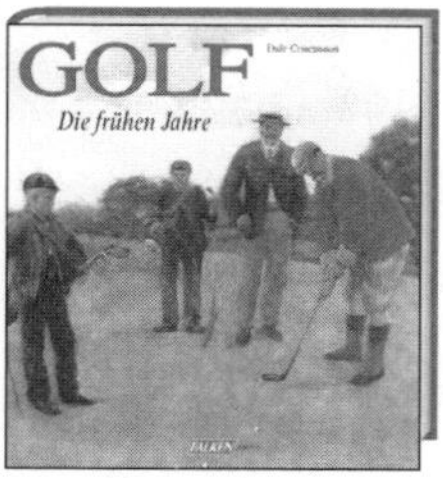

Golf. Die frühen Jahre
7339-9, von D. Concannon,
144 S., geb.,
mit Schutzumschlag
DM 69,90

FALKEN Reihe: Sportregeln
Ausstattung: zwischen 96 S.
und 128 S., kart.
Preis: zwischen **DM 16,90**
und **DM 24,90**
1676-X Basketball
1674-3 Pool-Billard
1675-1 Fußball
1754-5 Eishockey
1755-3 Tennis
1807-X Badminton

Tauchen
4955-2, von S. Müßig,
128 S., geb.
DM 39,90

Tennistraining mit System
4878-5, von A. Ferrauti,
P. Maier, K. Weber,
192 S., geb.
DM 49,90

Billard
1313-2, von Dr. H. Stingl,
112 S., kart.
DM 29,90

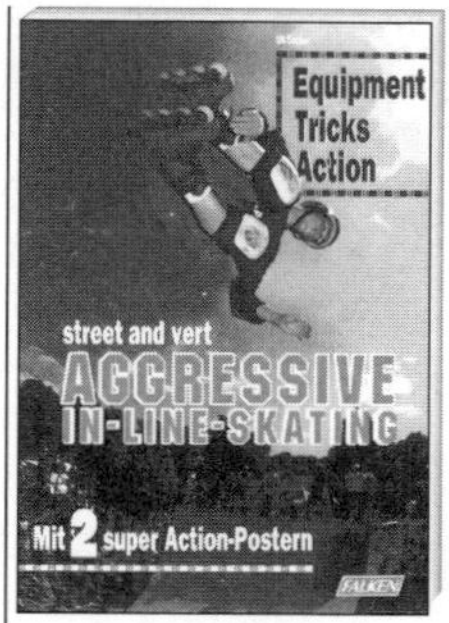

Aggressive In-Line-Skating
1836-3, Hrsg.: U. Sauter,
112 S., kart.
DM 24,90

Freeclimbing
1251-9, von T. Strobl,
160 S., kart.
DM 29,80

Snowboarding
1860-6, von A. Hebbel-Seeger, ca. 112 S., kart.
ca. DM 24,90

Angeln
60080-6, von E. Bondick,
80 S., kart.
DM 12,90

Tanzen
4948-X, von P. Wolff,
192 S., geb.
DM 49,90

Fitness/Gymnastik

Fitness-Boxen
1671-9, von F. Kürzel,
P. Wastl, 96 S., kart.
DM 24,90

Fit mit Ayurveda
60260-4, von J. Douillard,
208 S., kart.
DM 19,90

Stretching
60085-7, von E. Kleila,
64 S., kart.
DM 9,90

Bodybuilding für Frauen
1510-0, von E. Wanghofer,
88 S., kart.
DM 12,90

Muskeltraining zu Hause
60100-4, von A. Balk,
128 S., kart.
DM 14,90

Kampfsport

Aikido
0537-7, von R. Brand,
280 S., kart.
DM 24,90

Judo
0305-6, von M. Ohgo,
206 S., kart.
DM 19,90

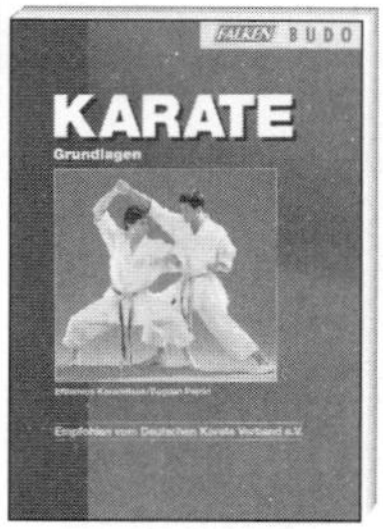

Karate Grundlagen
1863-0, von E. Karamitsos,
B. Pejcic, 144 S., kart.
DM 29,90

Shaolin-Kempo Kung-Fu
1864-9, von R. Czerni,
K. Konrad, 246 S., kart.
DM 29,90

25 Shotokan-Katas
0859-7, von A. Pflüger,
88 S., kart.
DM 19,90

Bruce Lee – Sein Leben und Kampf
0392-7, v. L. Lee, 136 S., kart.
DM 24,90

Bruce Lees Kampfstil 1
0473-7, von B. Lee,
M. Uyehara, 112 S., kart.
DM 14,90

Bruce Lees Kampfstil 2
0486-9, von B. Lee,
M. Uyehara, 128 S., kart.
DM 12,90

Dynamische Tritte
1683-2, von G. Chung,
C. Rothrock, 128 S., kart.
DM 19,90

Taekwondo
0347-1, von K. Gil, 152 S., kart.
DM 19,90

Ninja
1161-X, von A. Adams,
192 S., kart.
DM 19,90

Stand der Preise 01.09.1997 · Änderungen vorbehalten / *unverbindliche Preisempfehlung

ESSEN UND TRINKEN · MENSCH UND GESUNDHEIT

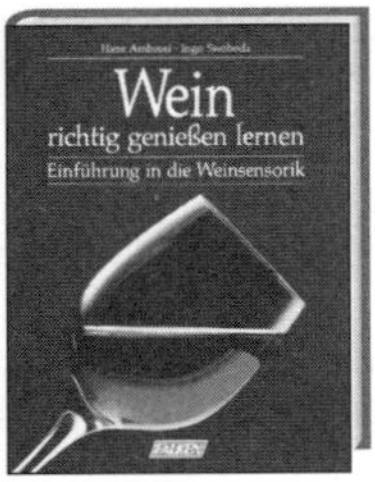

Wein richtig genießen lernen
4809-2, von H. Ambrosi, I. Swoboda, 128 S., geb.
DM 24,90

Was Weinfreunde wissen wollen
7342-9, von Prof. Dr. K. Röder u.a., 192 S., geb.
DM 29,90

Diät/Diabetiker

FALKEN Reihe: Diät und Genuss
Ausstattung: 112 S., kartoniert
Preis: **DM 24,90**
1794-4 Herz- und Kreislauferkrankungen
1793-6 Diabetes mellitus Typ II
1850-9 Gicht
DM 19,90

Gerichte für Diabetiker
60033-4, von M. Oehlrich, 108 S., kart.
DM 12,90

Kochen und Backen bei Nahrungsmittelallergien
4745-2, von Dr. med. C. Thiel, A. Ilies, 128 S., geb.
DM 39,90

Cholesterinarm kochen und genießen
4442-9, von R. Unsorg, 168 S., geb.
DM 49,90

Fettarm kochen – Abnehmen mit Genuß
4866-1, von G. Hölz, H. Million, 128 S., geb.
DM 39,90

Besser leben durch Fasten
60065-2, von G. Leibold, 92 S., kart.
DM 12,90

Mutter und Kind

4761-4 **Mein Kind ist krank, so hilft die Natur**
von Dr. med. H. Wachtl, 160 S., geb.
DM 39,90

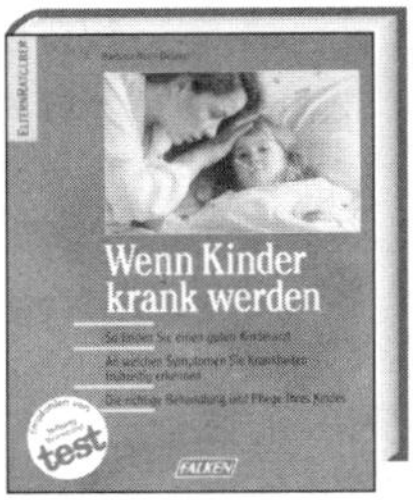

7316-X **Wenn Kinder krank werden**
von B. Nees-Delaval, 240 S., geb.
DM 39,90

Wir werden Eltern
4853-X, von B. Nees-Delaval, 376 S., geb.
DM 39,90

Das erste Jahr mit dem Baby
4884-X, von Dr. med. M. Weber, 144 S., geb.
DM 39,90

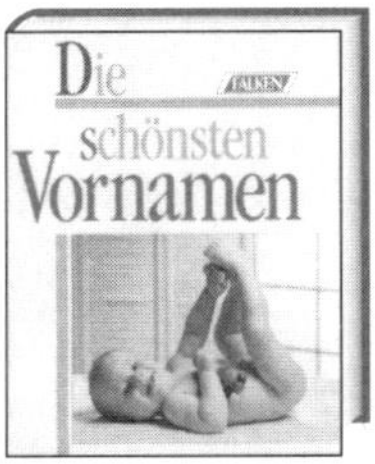

Die schönsten Vornamen
4755-X, von Dr. D. Voorgang, 200 S., geb.
DM 19,90

Die Kunst des Stillens
60084-9, von Prof. Dr. med. E. Schmidt, S. Brunn, 110 S., kart.
DM 12,90

Bachblüten für mein Kind
1773-1, von B. und K. Jacoby, 88 S., kart.
DM 19,90

Mensch und Gesundheit

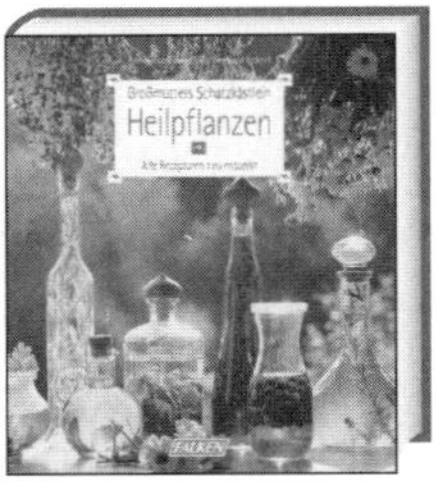

Heilpflanzen
4954-4, von A. Eckert, Dr. G. Eckert, 176 S., geb.
DM 39,90

Blütentherapie nach Dr. Bach
60019-9, von I. Wenzel, 96 S., kart.
DM 9,90

Entschlackungs- und Entgiftungskuren
60306-6, von Dr. med. U. Böhmig, 118 S., kart.
DM 14,90

Traditionelle Chinesische Medizin
60312-0, von Dr. med. C. Kunkel, 118 S., kart.
DM 14,90

Teebaumöl
1878-9, von S. Poth, Prof. Dr. J. Reichling, 96 S., kart.
DM 19,90

Chinesische Fünf-Elemente-Ernährung
68005-2, von Dr. med. C. Kunkel, 144 S., kart.
DM 29,90

Osteoporose-Gymnastik
1736-7, von M. Schmidt, 96 S., kart.
DM 24,90

Allergien
60057-1, von G. Leibold, 100 S., kart.
DM 12,90

Neurodermitis
1649-2, von Prof. Dr. med. phil. S. Borelli, Prof. Dr. med. J. Rakoski, 136 S., kart.
DM 24,90

Rheuma
60040-7, von Prof. Dr. med. K. Gräfenstein, 108 S., kart.
DM 14,90

Schuppenflechte
1467-8, von Prof. Dr. med. phil. S. Borelli, Prof. Dr. med. R. Engst, 102 S., kart.
DM 19,90

Gymnastik für die Halswirbelsäule
1610-7, von J. Engelmann, 96 S., kart.
DM 19,90

Augentraining
1616-6, von M. Gollub, Hrsg.: K. Haak, 96 S., kart.
DM 24,90

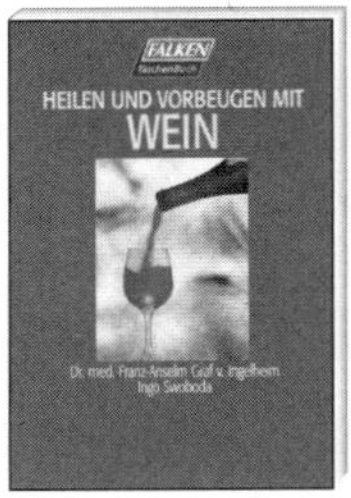

Heilen und Vorbeugen mit Wein
60311-2, von Dr. med. F.-A. Graf von Ingelheim, I. Swoboda, 96 S., kart.
DM 14,90

Massage
60038-5, von K. Schutt, 78 S., kart.
DM 12,90

Akupressur
1231-4, von F. T. Lie, 192 S., kart.
DM 29,90

Fußsohlenmassage
60036-9, von G. Leibold, 96 S., kart.
DM 11,90

Yoga
60093-8, von U. Thomsen, 104 S., kart.
DM 12,90

Qigong
1316-7, von L. U. Schoefer, 96 S., kart.
DM 19,90

Streß bewältigen durch Entspannung
60070-9, von Dr. med. Ch. Schenk, 122 S., kart.
DM 14,90

ISBN-Bestandteil: 3-8068- / bei Buchnummern, die mit der Ziffer 6 beginnen, lautet der ISBN-Bestandteil: 3-635-

Das Skatspiel
60151-9, von K. Lehnhoff, 112 S., kart.
DM 12,90

Schach für Einsteiger
1724-3, von E. Heyken, 120 S., kart.
DM 19,90

Spielideen für Partys
1725-1, von E. und H. Bücken, 88 S., kart.
DM 16,90

111 Spielideen, das Gedächtnis zu trainieren
1829-0, von T. Werneck, 96 S., kart.
DM 16,90

Knobeleien und Denksportaufgaben
60099-7, von K. Rechberger, 100 S., kart.
DM 12,90

Ratgeber für Kinder

FALKEN Reihe: Ratgeber für Kinder
Ausstattung: zwischen 48 S., und 64 S., geb.
Preis: **DM 19,90**
4897-1 Mein Mutmachbuch
4895-5 Mein Umzugsbuch
4898-X Mein Krankenhausbuch
4899-8 Mein Buch vom Körper
4991-9 Mein Kochbuch
4990-0 Mein Ballettbuch
4900-5 Mein Fußballbuch
4938-2 Mein Fahrradbuch
4940-4 Welches Tier passt denn zu mir?
4896-3 Mein erstes Pferdebuch

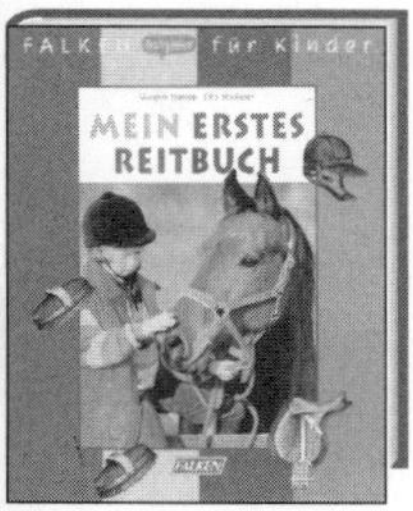

7337-2 Mein erstes Reitbuch
4894-7 Mein Katzenbuch
4939-0 Mein Hundebuch
4993-5 Mein Hamsterbuch
7338-0 Mein Meerschweinchenbuch
4992-7 Wenn meine Eltern sich trennen
7336-4 Mein Freundschaftsbuch

Kinderbeschäftigung

Lauter tolle Sachen, die Kinder gerne machen
4731-2, Hrsg.: U. Barff, 352 S., geb.
DM 39,90

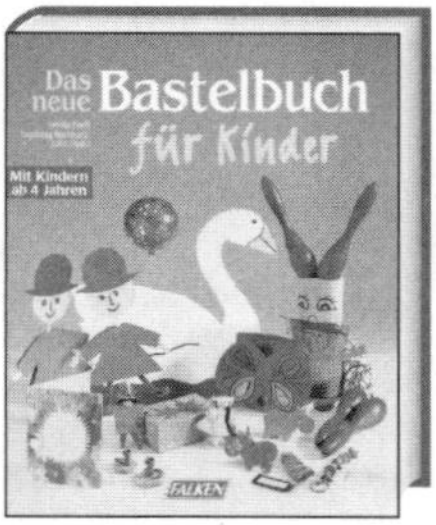

Das neue Bastelbuch für Kinder
4893-9, von U. Barff, I. Burkhardt, J. Maier, 208 S., geb.
DM 39,90

Basteln mit Pappe und Papier
4843-2, Hrsg.: U. Barff, 112 S., geb.
DM 29,90

Schminken und Verkleiden
4773-8, von W. Stelzenhammer, Hrsg.: U. Barff, 128 S., geb.
DM 29,90

Zauberbuch
7340-2, von U. Schenk, M. Sondermeyer, 112 S., geb.
DM 29,90

Spielen mit einfachen Sachen
4994-3, von A.-G. Patz, D. Patz, 112 S., geb.
DM 29,90

Spiele für Kleinkinder
60022-9, von D. Kellermann, 104 S., kart.
DM 12,90

Kinderleichte Kochrezepte für kleine Leute
4850-5, von K. Müller-Urban, 128 S., geb.
DM 19,90

Garten

FALKEN Gartenjahr
4730-4, von K. Greiner, A. Weber, P. Michaeli-Achmühle, 320 S., geb.
DM 39,90

100 englische Gärten
4885-8, von P. Taylor, 216 S., geb., mit Schutzumschlag
DM 79,–

Bauerngärten
4786-X, von U. Krüger, 128 S., geb.
DM 39,90

Gartengestaltung mit Phantasie
7318-6, von K. Greiner, Dr. A. Weber, 208 S., geb., mit Schutzumschlag
DM 79,90

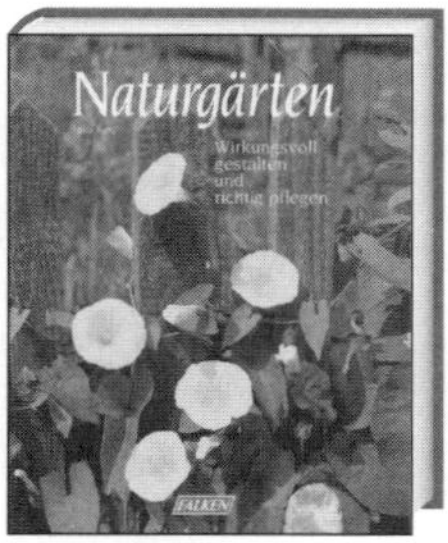

Naturgärten
4967-6, von J. Korz, 240 S., geb.
DM 69,90

Blumen, Stauden, Ziergehölze
4753-3, von K. Greiner, Dr. A. Weber, 384 S., geb.
DM 69,90

FALKEN Lexikon Gartenteich
4778-9, von I. Polaschek, A. Fischer-Nagel, 216 S., geb.
DM 49,90

Grüner wohnen
4886-6, von U. Krüger, 144 S., geb., mit Schutzumschlag
DM 49,90

Tiere

Wellensittiche
1813-4 von H. Bielfeld 96 S., kart.
DM 16,90

Alles über Papageien
1221-7, von H. Bielfeld, 80 S., kart.
DM 14,90

Alles über Kanarienvögel
0901-1, von H. Schnoor, 64 S., kart.
DM 14,90

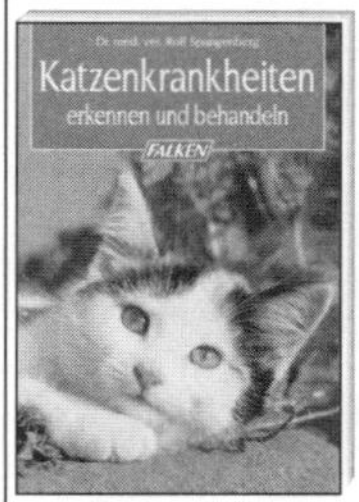

Katzenkrankheiten
1733-2, von Dr. med. vet. R. Spangenberg, 112 S., kart.
DM 16,90

Richtige Katzenernährung
1869-X, von H. Wenzel, 96 S., kart.
DM 16,90

Zwerg- und Goldhamster
1734-0, von M. Mettler, 96 S., kart.
DM 16,90

Meerschweinchen
1812-6, von M. Mettler, 96 S., kart.
DM 16,90

Das Süßwasseraquarium
4752-5, von Dr. med. vet. J. Etscheidt, 224 S., geb.
DM 49,90

Terrarium
7313-5, von W. Ullrich, 128 S., geb.
DM 29,90

FALKEN Reihe: Hundebibliothek
Ausstattung: zwischen 80 S. und 112 S., kartoniert
Preis: zwischen **DM 16,90** und **DM 19,90**
1604-2 Hundekrankheiten erkennen und behandeln

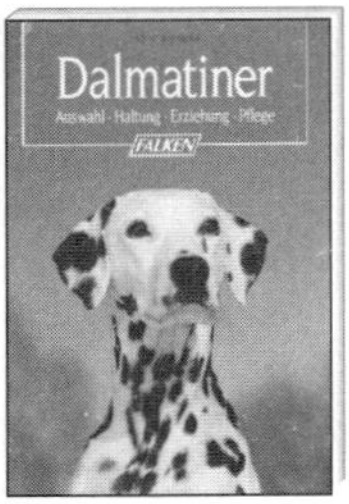

1757-X Dalmatiner
1756-1 Dackel
1677-8 Labrador, Retriever
1643-3 Golden Retriever
1644-1 Neufundländer und Landseer
1642-5 Yorkshire Terrier
1512-7 Streuner und Tierheimhunde
1596-8 Boxer
1514-3 West Highland White Terrier
1513-5 Schäferhunde
1808-8 Setter
1866-5 Siberian Husky
1809-6 Hovawart
1811-8 Foxterrier
1868-X Richtige Hundeernährung
1810-X Rechtsratgeber für Hundehalter

Die beliebtesten Hundenamen
1681-6, von H.-J. Schließke, 96 S., kart.
DM 9,90

Das neue Hundebuch
60079-2, von W. Busak, 124 S., kart.
DM 14,90

Erfolgreiche Hundeerziehung
4808-4, von U. Birr, 144 S., geb.
DM 29,90

Reisevideo

FALKEN Reihe: Reisevideos
Ausstattung: VHS, ca. 60 Min. Laufzeit, in Farbe
Preis: **DM 39,95***

FALKEN hat Reisevideos zu über 70 Urlaubszielen in aller Welt von **A** bis **Z**

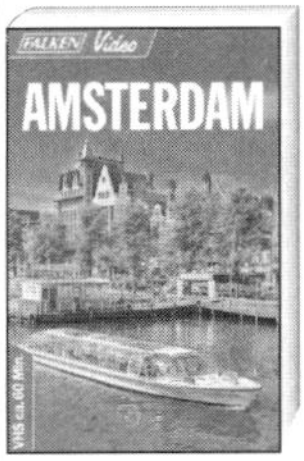

6249-4 Amsterdam

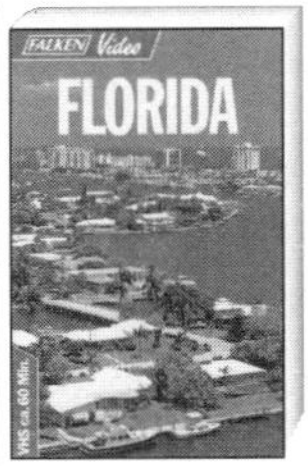

6228-1 Florida

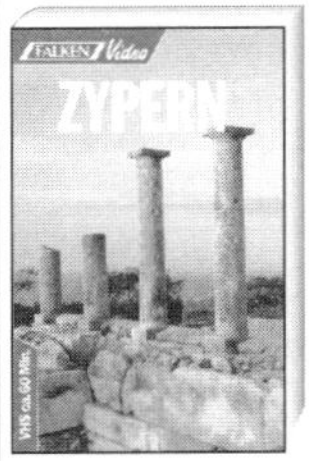

6206-0 Zypern

ISBN-Bestandteil: 3-8068- / bei Buchnummern, die mit der Ziffer 6 beginnen, lautet der ISBN-Bestandteil: 3-635-

BESTELLSCHEIN

Hiermit bestelle ich aus dem Programm der Verlagsgruppe FALKEN, Postfach 11 20, D-65521 Niedernhausen, **durch die Buchhandlung:**

Falls durch besondere Umstände Preisänderungen notwendig werden, erfolgt Auftragserledigung zu dem bei der Lieferung gültigen Preis.
(Soweit gesetzlich nicht anders vorgesehen, ist der Erfüllungsort und Gerichtsstand der jeweilige Sitz der Lieferfirma).

Anzahl	Bestell-Nr.:	Titel	Einzelpreis	Gesamtpreis
			Summe	

zzgl. Porto- und Versandkosten

Name: Straße:

Ort:

Datum: Unterschrift:

(Bei Jugendlichen der gesetzliche Vertreter)

FTB-V V H '97

Werbemittel-Nr. 99142

FALKEN

Der Spezialist für nützliche Bücher und Videos